中医外治特色疗法

临床技能提升丛书

总主编◎ 郭长青

主 编◎ 郭长青　杜文平　杜宁宇

中医正骨手法

中国健康传媒集团

中国医药科技出版社

图书在版编目（CIP）数据

中医正骨手法 / 郭长青，杜文平，杜宁宇主编 . —北京：中国医药科技出版社，
2021.10（2024.10重印）

（中医外治特色疗法临床技能提升丛书）

ISBN 978-7-5214-2424-9

Ⅰ . ①中… Ⅱ . ①郭… ②杜… ③杜… Ⅲ . ①正骨疗法 Ⅳ . ① R274.2

中国版本图书馆 CIP 数据核字（2021）第 079105 号

美术编辑 陈君杞
版式设计 也 在

出版 **中国健康传媒集团** | 中国医药科技出版社

地址 北京市海淀区文慧园北路甲 22 号

邮编 100082

电话 发行：010-62227427 邮购：010-62236938

网址 www.cmstp.com

规格 710 × 1000 mm $^1/_{16}$

印张 9 $^3/_4$

字数 164 千字

版次 2021 年 10 月第 1 版

印次 2024 年 10 月第 3 次印刷

印刷 北京盛通印刷股份有限公司

经销 全国各地新华书店

书号 ISBN 978-7-5214-2424-9

定价 35.00 元

获取新书信息、投稿、
为图书纠错，请扫码
联系我们。

内容提要

　　中医骨伤科学是祖国传统医学的重要组成部分，历史悠久，内容丰富，具有相对完善的学科体系，而中医正骨手法又是其重中之重。为使中医正骨手法这一中医特色得以更好地普及和提高，作者从临床实践出发，采用图文结合，并配以视频的形式编撰了本书。全书分为三章：第一章主要介绍中医正骨手法的基本知识；第二章着重介绍常用的中医正骨手法；第三章对常见骨伤科疾病分别从疾病概述、临床表现、治疗手法、手法技巧及注意事项等方面进行详细阐述。本书文字简明扼要，内容紧贴临床实践，并配有真人手法操作图片和视频，方便实用，真正实现"看得见的操作，听得见的讲解"。本书适合广大中医药院校师生和中医骨科基层医生阅读参考。

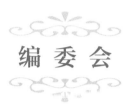

编委会

前　言

　　骨伤科学是中医学宝库中的重要宝藏，正骨手法更是其中的一枝奇葩。当今世界，非药物疗法以其无毒副作用而受人们崇尚、信赖。正骨手法治疗，是一种颇具中医特色的非药物疗法。正骨手法，作为伤科学之要法，由来已久。它对于治疗骨、关节损伤及后遗症，有着药物疗法无法比拟的疗效。同时，正骨手法又以其"视其虚实，酌而用之，有宣通补泻等法"而适用于许多疾病，为人类健康事业做出了卓越的贡献。骨伤科的治疗特点是手法与药物并重，古人更认为"夫手法者……诚以骨之首务哉"。

　　随着社会的进步和生活水平的不断提高，人们的健康观念不断加强，人们渴望寻求天然、绿色的疗法来治疗疾病和预防保健。中医正骨手法以其方便实用、简便有效、安全无副作用等优点符合现代社会的需要，因而越来越受到人们的重视和青睐。为了普及中医学这一瑰宝，让更多的人了解和掌握中医正骨手法，我们编写了本书。本书从临床实践出发，介绍了常用的正骨手法和常见骨伤疾病的正骨手法治疗，同时配以清晰的真人操作图片和手法视频，使读者可根据文字叙述、图示和视频进行正骨手法操作，具有直观形象、简单明了的特点。

我们衷心希望本书的出版能为中医正骨手法的普及推广起到积极的促进作用，为广大人民群众带去健康，为中医学这一瑰宝的传播尽一份绵薄之力。由于编者水平有限，书中难免存在疏漏之处，敬请各位读者不吝赐教。

编者

2021 年 5 月

目 录

第三章

常见骨伤疾病中医正骨手法治疗

第一章
中医正骨
手法概论

　　骨伤科学是中医学的一个重要组成部分，是古代劳动人民长期与疾病做斗争的极为丰富的经验总结，古代人们在劳动中受伤后，经常会不由自主地抚摸，抚摸后感觉疼痛减轻，这种原始的减轻疼痛的方法，应早于药物和其他治疗手段。手法是指医生用指、掌、腕及臂的劲力，结合身功或辅以器械，随症运用各种技巧作用于筋骨，通过经络、穴位由表入里，从而达到整复、祛病、强身效果的一种治疗方法。公元前14世纪殷商甲骨文中就有手病、臂病、关节病、足病及跌伤等的记载。2000年前，我国最早医学典籍《黄帝内经》中已有"跷法"的记载，《素问·举痛论》曰："按之则热气至，热气至则痛止矣。"说明古人很早就认识到损伤病变处的血液运行不畅，导致肌肉僵硬、疼痛，轻柔、温和的刺激可促进局部血液循环，从而产生温热的感觉，疼痛就会得到缓解或消失。隋唐时期，推拿、按摩手法治疗逐渐盛行。唐代蔺道人著的《仙授理伤续断秘方》，是我国已知最早的骨伤专著，提出了骨伤手法、固定、药物、练功治疗的四大原则，一直沿用至今。元代危亦林所著的《世医得效方》一书中记载了骨折、脱臼、跌打损伤等病证的正骨手法。明清时期，骨伤科更得到了长足的发展。明末清初，在战争中常发生跌仆损伤等，骨伤科医生应运而生，骨伤科医术得以迅速发展。

　　具体来说，中医正骨手法主要有按、摩、推、拿、揉、捏、掐、点、叩、拍、搓、擦、抖、振、拨等，通过这些手法，使其"或拽之离而复合，或推之就而复位，或正其斜，或完其阙"。故中医正骨手法是治疗骨伤科疾病不可缺少的有效方法，在临床上运用十分广泛，若施术得当，可手到病除。

第一节 中医正骨手法的功能

一、舒筋活络，解除痉挛

人体的经络系统似网络，纵横交错，遍布全身，内属于脏腑，外络于肢体，将人体内外、脏腑、肢节连成为一个有机的整体，承担着人体五脏、六腑、四肢、百骸、五官、九窍的气血运行、输布、濡养、联络、调节的作用。因而，经络不仅能把气血输送到各个组织器官，而且可以使人体内外、上下、左右以及各个组织器官之间，保持着协调与平衡。若气血不和，外邪入侵，经络闭塞，不通则痛，就会产生疼痛、麻木等一系列症状。《灵枢·经别》载："夫十二经脉者，人之所以生，病之所以成，人之所以治，病之所以起，学之所以始，工之所止也。"也就是说，人体只有保持着阴阳平衡，气血流畅，经脉相通，才能百病不生，经脉"不可不通""脉道以通，血气乃行"。

手法作用于经络腧穴，可舒筋活络，解除痉挛，行气活血，散寒止痛。通过手法对机体体表的直接刺激，可促进气血运行；通过手法对机体体表的温热刺激，产生热效应，从而加速气血的流动。

二、行气活血，消肿止痛

气血是人体生命活动的物质基础，对于维持人体的生理功能具有十分重要的作用。《难经·八难》说："气者，人之根本也。"张景岳说："人之有生，全赖此气。"《难经·二十二难》说："血主濡之。"《素问·五脏生成》说："肝受血而能视，足受血而能步，掌受血而能握，指受血而能摄。"又如《素问·八正神明论》说："向气者，人之神，不可不谨养。"由此可以看出，通过经络、血脉，气血对人体起推动、温煦、濡养等重要作用。人体的物质形体与精神活动都有赖于气血的作用。气属阳，血属阴，气血的偏胜偏衰导致了体内的阴阳失衡。阴阳失调，脏腑之气与经络之气亦随之发生逆乱。脏腑之气与经络之气既是构成脏腑、经络的最基本物质，又是推动和维持脏腑、经络进行生理活动的物质基础。脏腑功能失调，心脏的搏动、肺的宣发与朝百脉、肝的疏泄等必然失调，从而影响气血的运行。经络之气逆乱，营卫气血的运行被阻，则发生痿痹等病。若能开其门户，使气血复其流行，则经脉既舒，其病自除。手法治疗则从其穴前导之，或在对应之穴启上，使所闭之穴感受到刺激，循经传导，则所滞之气血亦缓慢通过其穴，而复其流行，起到疏通经络、行气活血、调和营卫、增强体质的作用，寒则气凝，瘀则气滞，气行则血行，气滞则血瘀。由于寒、气、血的互为因果，从而形成气滞血瘀之病变。手法通过"温通"作用，促进人体气血畅通，达到活血行气的目的。所谓"不通则痛"，风、寒、湿、瘀等致病因素作用于人体，经脉气血运行不畅，致使局部发生红、肿、热、痛等一系列病理变化，同时疼痛又进一步加重气血的痹阻。手法治疗具有活血散瘀、温经散寒、通利关节等作用，经脉通畅，气血运行无阻，通则不痛。

三、宣通散结，剥离粘连

血瘀既是疾病过程中形成的病理产物，又是某些疾病的致病因素。瘀血形成之后，不仅失去正常血液的濡养作用，而且反过来又会影响全身或局部血液的运行，以致产生疼痛。出血或经脉瘀塞不通，内脏发生癥积，以及产生"瘀血不去，新血不生"等不良后果。人体的五脏六腑、四肢百骸、五官九窍和筋骨皮肉通过经络有机联成一体，而整体功能的维持则以五脏为中心，通过脏腑、气血、经络并行调节。经络通畅，气血运行如常，脏腑功能正常，则生命活动正常。手法作用于肌表，通过对经络、穴位或病变部位产生刺激作用，改善血液循环，使经络血活气通，则瘀血化散，壅滞、凝滞得以消除，经络气血畅通，组织皮毛、五脏六腑得以濡养，鼓舞振奋人体气血功能，人体生命活动正常。

四、理伤整复，滑利关节

筋骨、关节主司人体的运动功能。气血调和、阴阳平衡，才能确保机体筋骨强健、关节滑利，从而维持正常的生活起居和活动功能。

筋骨关节受损，必累及气血，致脉络损伤，气滞血瘀，肿胀疼痛，从而影响肢体关节的活动。《医宗金鉴·正骨心法要旨》指出："因跌仆闪失，以致骨缝开错，气血郁滞，为肿为痛，宜用按摩法。按其经络，以通郁闭之气，摩其壅聚，以散瘀结之肿，其患可愈。"说明手法具有理伤整复、滑利关节的作用。表现在手法作用于伤部，可促进气血运行，消肿散瘀，理气止痛；整复手法通过力学的直接作用来纠正筋出槽、骨错缝，达到理筋整复的目的；适当的被动手法可以松解粘连、滑利关节。

第二节　中医正骨手法的运用原则

中医正骨手法治疗疾病并不是简单的技巧和经验的组合，而是始终贯穿着整体观念和辨证辨病相结合的原则。由于疾病的证候表现多种多样，病理变化极为复杂，且病情又有轻重缓急的差别。不同的时间、地点，不同的个体差异，体质、年龄状况等不同，其病理变化和病情转化不尽相同，故正骨手法亦随之千变万化。因此，在复杂多变的疾病现象中，必须抓住疾病的本质，并根据疾病正邪虚实、阴阳盛衰、病变的轻重缓急、个体发病时间和地域的不同，因人、因时、因地制宜，选择正确的手法操作，才能获得满意的效果。

一、未病先防

治未病的原则是正骨手法的治疗原则之一，早在《黄帝内经》中就有"不治已病治未病、不治已乱治未乱"的论述。古人很早就认识到流水不腐，户枢不蠹的道理。华佗创五禽戏并提出"人体欲得劳动，但不当使极耳，动摇则谷气得消，血脉流通，病不得生。譬犹户枢，终不朽也"的观点。《五十二病方》中载药巾按摩法，即先秦时期运用的养生保健和性保健法。张仲景在《金匮要略》中将膏摩、导引、吐纳、针灸一并列入养生保健方法。葛洪在《抱朴子》中提出固齿聪耳法。陶弘景在《养性延命录》中记载了费眼、搔目等养生保健按摩法。巢元方力主摩腹疗病养生。孙思邈注重日常保健，曰："每日必须调气补泻，按摩导引为佳，勿以康健，便为常然；常须安不忘危，预防诸病也。"《备急千金要方》中也指出："小儿虽无病，早起常以膏摩囟上及手足心，甚辟寒风。"将膏摩列为小儿保健方法。《诸病源候论》

中所载自我推拿内容，多与养生保健相关，说明手法疗法重视预防，注意发挥患者与疾病做斗争的主观能动性。《金匮要略》曰："夫治未病者，见肝之病，知肝传脾，当先实脾；四季脾旺不受邪，即勿补之。"提出医生治病首先要考虑脏腑传变的疾病变化规律，从而达到"治未病"的目的。临床上多运用五官保健、五脏保健和肢体保健，以及自我保健手法等以预防疾病。

二、治病求本

"治病必求其本"是中医正骨手法辨证施治的基本原则之一。求本，是指治病要了解并正确辨别疾病的本质、主要矛盾，针对其最根本的病因病理进行治疗。任何疾病的发生发展，总是通过若干症状显现出来的，但这些症状只是疾病反映在外的现象，并不都能反映疾病的本质，有的甚至是假象，只有在充分了解疾病的各个方面，包括症状表现在内的全部情况的前提下，通过综合分析，才能透过现象看到本质，找出病之所在，确定相应的治疗方法。如腰腿痛，可由椎骨错缝、腰腿风湿及腰椎间盘突出等原因引起，治疗时就不能简单地采取对症止痛的方法，而应通过病史、症状、体征、综合检查结果，全面分析，找出最基本的病理变化，从而分别采用不同手法进行治疗。如运用扳法纠正错缝；用疏经通络的手法，如擦、摩等祛除风湿；对腰椎间盘突出症选择相宜疗法进行治疗，方能取得满意的疗效。这就是"治病必求其本"的意义所在。在临床运用治病求本这一原则的同时，必须正确处理"正治与反治""治标与治本"之间的关系。

1. 正治与反治

所谓"正治"，就是通过对证候的分析，辨明寒热虚实后，采用"寒者热之""热者寒之""虚则补之""实则泻之"等不同的治疗方法。正治法是推拿手法中最常用的治法之一。如寒邪所致胃痛，临床常采用擦法、摩法以达温阳散寒的作用；胃火炽盛所致的胃痛，即采用挤压类、摆动类手法以达泻热通腑的作用。

所谓"反治"，是顺从证候而治的方法，也称"从治法"。这一治法常应用于复杂的、严重的疾病。临床中有些疾病往往表现出来的证候与病变的性质不相符合，出现假象，如伤食所致的腹泻，治疗时不能用止泻的方法，而必须用消导通下的方法祛除积滞才能止泻，此便是"通因通用"的反治法。又如气虚所致的便秘，虽然症状表现的是"实证"，但在治疗中却不能单用攻下法，必须采用补气泻下的方法治疗，才能使症状彻底消除。

因此，临床辨证非常重要，不但要观察疾病的外在表现，而且要认清疾病的本质，在治病求本原则指导下，有针对性地治疗。

2. 治标与治本

在复杂多变的病证中，常有标本主次的不同，因而在治疗中应有先后缓急之分。一般情况下，治本是根本原则，但在某些特殊情况下，如旅游中或不具备完善的医疗设施时，标症甚急，不及时解决可危及患者生命，或可引起其他严重并发症等，此时就应该遵循"急则治标"的原则，先治其标，后治其本，或为其他疗法争取时间，这是推拿治疗急症中的基本原则。如急性胆绞痛发作，在没有确定是急性胆囊炎，或是胆石症时，首先应以止痛为主，采用抑制性手法，以短时、重刺激点按右侧背部压痛点及胆囊穴，或用胸椎定位扳法以止痛，其后再根据是胆囊炎还是胆石症进行常规的手法治疗。又如小儿惊风，是中医儿科四大证之一，属来势迅猛的一种危重急症，应治以开窍醒神、镇静止惊的方法。发作时，急则治标，当掐人中、老龙、十宣、威灵等穴位，待缓解后，再审证求因，辨证施治。

综上所述，治标只是在应急情况下，或是为治本创造必要条件的权宜之计，而治本才是治病的根本之图。因此，标本缓急，从属于治病求本这一根本原则，并与之相辅相成。病有标本缓急，治有先后顺序。若标本并重，则应标本兼顾，标本同治。如骶髂关节错缝，疼痛剧烈，腰肌有明显的保护性痉挛，治疗应在放松肌肉、缓解痉挛的前提下，实施整复手法，可使错缝顺利回复，从而达到治愈的目的，这便是标本兼顾之法。临床上疾病的症状是复杂多变的，标本的关系也不是绝对的，而是在一定条件下相互转化的，因此临证时还要注意掌握标本转化的规律，不为假象所迷惑，始终抓住疾病的主要矛盾，做到治病求本。

三、扶正祛邪

疾病的过程，在一定意义上可以说是正气与邪气矛盾双方相互斗争的过程。邪胜于正则病进，正胜于邪则病退。因此治疗疾病就是要扶助正气，祛除邪气，改变邪正双方的力量对比，使之向有利于健康的方向转化，所以扶正祛邪也是推拿治疗的基本原则。"邪气盛则实，精气夺则虚"，邪正盛衰决定病变的虚实。"虚则补之""实则泻之"，补虚泻实是扶正祛邪这一原则的具体应用。扶正即用补法，具有温热性质的手法为补，如摩丹田、擦命门、推三关、揉外劳宫等，用于虚证；祛邪即用泻法，具有寒凉性质的手法为泻，如退六腑、清天河水、水底捞月等，用于实证。一般来讲，具有兴奋生理功能、作用时间长、手法轻柔的轻刺激，具有补的作用；具有抑制生理功能、作用时间短的重刺激具有泻的作用。扶正与祛邪，虽然是相反的两种治疗方法，但他们也是相互为用、相辅相成的。扶正，使正气加强，有助于抵御和祛除病邪；祛邪，祛除了病邪对机体的侵犯、干扰和对正气的损伤，而有利于保存正气和恢复正气。如小儿疳积，多由小儿脏腑娇嫩，脾常不足，不识饥饱，内伤乳食或喂养不当，使乳食积滞，损伤脾胃，致脾胃运化失司，积聚留滞于中，久积成疳，从而影响小儿的生长发育。正气不足，积聚难化；积聚不化，正气难复。此时即应以扶正祛邪之法，以健脾和胃，消积导滞。扶正健脾以促运，祛邪消积以恢复脾之功能，气血得以化生，则疳积必除。

临床中，要认真细致地观察、分析正邪双方相互消长盛衰的情况，根据正邪在矛盾斗争中所占的地位，决定扶正与祛邪的主次先后，或以扶正为主，或以祛邪为主，或是扶正与祛邪并重，或是先扶正后祛邪，或是先祛邪后扶正。扶正祛邪并用时，要注意应采取扶正而不留邪、祛邪而不伤正的原则。

四、调整阴阳

《景岳全书》曰："医道虽繁，可一言以蔽之，曰阴阳而已。"察其阴阳，审其虚实，推而纳之、动而伸之、随而济之、迎而夺之，泻其邪气，养其精气。疾病的发生发展，从根本上说是阴阳的相对平衡遭到了破坏，即阴阳的偏盛偏衰代替了正常的阴阳消长，所以调整阴阳是推拿治疗的基本原则之一。阴阳偏盛，即阴邪或阳邪的过盛有余。阳盛则阴病，阴盛则阳病，治疗时应采用"损其有余"的方法。阴阳偏衰，即正气中阴或阳的虚损不足，或为阴虚，或为阳虚。阴虚不能制阳，常表现为阴虚阳亢的虚热证；阳虚则不能制阴，多表现为阳虚阴盛的虚寒证。阴虚而致阳亢者，应滋阴以制阳；阳虚而致阴寒者，应温阳以治阴；若阴阳两虚者，则应阴阳双补。如高血压，属阴虚阳亢者，除用常规手法外，还可采用补肾经的方法，即自太溪始沿小腿内侧面推至阴谷穴，或按揉涌泉穴等。又如阳虚所致的五更泻，应用温阳止泻的方法，即摩揉下丹田，或擦肾俞、命门，或推上七节骨等。

由于阴阳是相互依存的，故在治疗阴阳偏衰的病证时，还应注意"阴中求阳，阳中求阴"，也就是在补阴时，应佐以温阳；温阳时，配以滋阴；从而使"阳得阴助而生化无穷，阴得阳升而泉源不竭"。阴阳是辨证的总纲，疾病的各种病机变化也均可用阴阳失调加以概括。表里出入、上下升降、寒热进退、邪正虚实，以及营卫不调、气血不和等，无不属于阴阳失调的具体表现。因此，从广义上讲，解表攻里、越上引下、升清降浊、寒热温清、虚实补泻，以及调和营卫、调理气血等治法，皆属于调整阴阳的范畴。

五、因时、因地、因人制宜

因地、因时、因人制宜是指治疗疾病要根据季节、地区及人的体质、年龄等不同而制定相应的治疗方法。全面考虑，综合分析，区别对待，酌情施术。如秋冬季节，肌肤腠理致密，治疗时手法力度应稍强，推拿介质多用葱姜水、麻油；春夏季节，肌肤腠理疏松，手法力度要稍轻，夏季可用滑石粉以防汗，介质可用薄荷水等。又如地域不同，北方寒冷，南方潮湿，居住环境不同，对疾病的影响亦不同，治疗时也要区别对待。另外治疗环境也要注意，手法中及手法后患者不可受风，环境要安静而不可嘈杂等。因人制宜最为重要，根据患者的年龄、性别、体质、胖瘦和部位等不同，选择不同的治疗方法。以年龄论，小儿推拿时多用介质。体质强者手法可稍重，体质弱者手法可稍轻；肌肉丰厚部手法可稍重，头面胸腹的肌肉薄弱部手法可稍轻；病变部位浅者手法稍轻，病变部位较深者手法可稍重。另外，患者的职业、工作条件，是否来自疫区，有无传染病，有无皮肤破损等，在诊治时也要注意。同时，医者和患者的体位要正确选择。

第三节　中医正骨手法的基本要求

中医正骨手法虽流派众多、风格迥异，但对手法的基本要求是一致的，必须持久、有力、均匀、柔和，并达到深透的目的。正骨手法必须根据要求去练习，才能事半功倍。这是前辈们经过长期临床实践的经验概括。我们应加倍努力使之发扬光大，达到手到病除。

一、持久

持久是指骨伤手法在操作过程中，能够严格地按照规定的技术要求和操作规范持续地运用，在足够的时间内不走样，保持动作和力量的连贯性，不间断，以保证手法对人体的刺激足够积累到临界点，以起到改变病理状态的作用。

二、有力

有力是指正骨手法在操作过程中必须具备一定的力度和功力，使其具有一定的刺激量。因此，有力一是指手法直接作用于体表的力；二是指维持手法所需要之力。手法要有力是操作者必须具备的条件之一，有力并不是单纯指力气大，而是指一种技巧力。要根据治疗对象、施术部位、手法性质、病证虚实以及患者的体质而变化应用，并以此调整力的大小，施加恰当的手法力，所以，用力的基本原则是既保持治疗效果，又避免产生不良反应。一般来说，在肌肉丰厚的部位（如腰臀部）操作时，力量可稍重些，而在肌肉薄弱的部位（如胸腹部、头面部）操作时，力量可稍轻些。对青壮年患者，操作时力可稍重些；对年幼患者，操作时力应稍轻些。此外，还要据季节与气候调整力的大小，如秋冬季节，肌肤腠理致密，治疗时力应稍重些；相反，春夏季节，肌肤腠理较疏松，治疗时力应稍轻些。

总之，手法力量的不及或过之都会影响治疗效果，根据临床具体情况而施加恰当的手法力，须经过长期的实践才能掌握。

三、柔和

柔和是指运用正骨手法操作时动作稳柔灵活，变换手法时动作自然、协调，使其轻而不浮，重而不滞。因此，柔和并不是软弱无力，而是用力要缓和，手法不可生硬粗暴。《医宗金鉴》中指出："法之所施，使患者不知其苦，方称为手法也。"又云："法也不可乱施，若元气素弱，一旦被伤，势已难支，设手法再误，则万难挽回矣，此所以尤当审慎者也。"

四、均匀

均匀是指运用正骨手法操作时，其动作幅度、速度的快慢、手法压力的轻重，都必须保持相对一致，幅度不可时大时小，速度不可忽快忽慢，用力不可时轻时重，应使手法操作既平稳而又有节奏性。

五、深透

深透是指患者对手法刺激的感应和手法对疾病的治疗效应。深透是要求手法对机体的刺激，不仅作用于体表，而且能够克服各种阻力，使其效应能转之于内，达到深处的筋脉骨肉，甚至脏腑。如《小儿推拿广意》中所说的"外呼内应"，以能"操造化，夺天工"而达到防治疾病的目的。

以上几个方面，密切相关，相辅相成，互相渗透。持续运用手法可以逐渐降低患者的肌肉张力和组织黏滞度，使手法功力能够逐渐渗透到组织深部。均匀协调的动作，能使手法更趋柔和。力量与技巧相结合，则是指手法既要有力，又要柔和，达到"刚柔相济"的境界。在临床运用时，力量是基础，手法技巧是关键，两者必须兼而有之，缺一不可。体力充沛，能使骨伤手法技术得到充分发挥，运用起来得心应手，反之，如果体力不足，即使手法技术高超，但运用时却有力不从心之苦。滴水石穿，非一日之功，要使手法持久、有力、均匀、柔和，达到刚中有柔、柔中有刚，刚柔相济的境界，就必须勤学苦练，才能由生而熟，熟而生巧，乃至得心应手，运用自如。

第四节　中医正骨手法的体位

在中医正骨临床治疗过程中，无论医者还是患者，都应选择一个最佳的体位，以利于正骨手法的操作，防止异常情况的发生。在选择体位时，应考虑以下两个方面：一是有利于患者肌肉充分放松，并保持较长时间接受治疗的舒适、安全体位；二是有利于医者正骨手法能得到充分发挥，运用自如。

一、患者体位

对患者来说，所采取的体位一般为卧位与坐位，立位较少采用。

1 仰卧位

患者仰面朝天而卧，两下肢伸直，上肢自然置于身体两侧，或根据治疗需要，一侧、双侧上肢或下肢外展、内收、上举、屈曲位等。在胸腹部及四肢前侧方等部位施以手法时，常采取此体位。

2 俯卧位

患者背面朝天而卧，头转向一侧或向下，两下肢伸直，上肢自然置于身体两旁或屈肘向上置于头部两侧，肌肉放松，呼吸自然，或者根据治疗需要，上肢或下肢置于上举、外展或屈曲位等。在肩背、腰臀及上、下肢后外侧施术时，常采用此体位。

3 侧卧位

患者面朝左或右，侧向而卧。两下肢均屈曲位或一侧下肢屈曲，另一侧下肢伸直；在上的一侧上肢自然伸直，置于身上，靠床的上肢前屈，置于床面或枕于头下。在肩部及上肢外侧或臀部及下肢外侧施术时，常采用此体位；在做腰部斜扳法时亦采用此体位。

4 端坐位

患者端正而坐，肌肉放松，呼吸自然，两上肢自然下垂，或根据治疗需要，一侧上肢或者下肢呈外展、前屈位等。在做肩部、膝部手法，及拿肩井、肩关节摇法、腰部摇法、直腰旋转扳法时，常采用此体位。

5 俯坐位

患者端坐后，上身前倾，略低头，两肘屈曲置于膝上，或两臂置于桌上或椅背上，肩背部肌肉放松，呼吸自然。在做颈项部、腰背部手法，以及肘压法、湿热敷时，常采用此体位。

二、医者体位

根据患者被操作的部位与体位，医者一般在对患者头面部和胸腹部进行手法操作时多采用坐位，有时对患者肩部进行手法操作也采用坐位；其他如对患者颈项部、腰背部以及下肢进行手法操作时大多采用站立位。

医者在操作过程中，要全神贯注，不要左右观顾，心不在焉；要含胸舒背，收腹吸臀，做到意到手到，气到力到。体位根据骨伤手法操作的需要，随时相应变换，转侧灵活，保持施术过程中全身各部位的动作协调一致。俗话说"行家一出手，便知有没有"，所以在平时训练时，特别是在人体手法操作训练中，要注意锻炼这方面的基本功。

第五节 中医正骨手法的适应证和禁忌证

一、适应证

（1）大部分的新鲜骨折，尤其四肢骨折可行手法整复。少部分的陈旧性骨折，对潜在塑形能力较强的儿童或对能力要求不高的老年患者，手法治疗具有更为广泛的适应证。

（2）各部位关节脱位可手法复位。某些四肢关节陈旧性脱位可以在条件许可的情况下尝试手法闭合复位。

（3）身体各处不同程度软组织损伤可行手法治疗，但是神经、血管、肌腱及韧带的严重损伤应首选手术治疗而不是手法治疗。

（4）各种损伤后遗症的治疗。如骨折后关节强硬粘连。

（5）急性软组织损伤、慢性劳损性疾病、退行性病变引起的疼痛、关节功能障碍。

（6）内伤之气滞血瘀、脏腑功能紊乱等。

（7）骨关节间的微细错动。

（8）创伤后关节僵直、粘连及组织挛缩者。

（9）骨关节炎引起的肢体疼痛、活动不利者。

（10）骨关节可逆性畸形变者。

二、禁忌证

（1）急性传染病、高热、脓肿、骨髓炎、骨关节结核、恶性肿瘤、血友病等。骨伤科患者同时患有急性传染病，或不明原因高热，不能用骨伤合理解释者，不可贸然行手法治疗，应查清病因，以免贻误病情。

（2）诊断不明的急性脊柱损伤或伴有脊髓压迫症状，不稳定型脊柱骨折或有脊柱重度滑脱。

（3）肌腱、韧带完全断裂或部分断裂，主要的神经、血管损伤。

（4）施行手法后，疼痛加重或出现异常反应时，要立即停止手法治疗，查明原因。

（5）妊娠3个月左右患急、慢性腰痛的妇女，手法治疗可能引起流产或胎动不安。

（6）治疗区域有严重皮肤病或化脓性感染，手法可引起病情加重或炎症扩散。

（7）精神病患者或对手法治疗不配合者，治之无功。

（8）其他，如生命体征不稳定，一般健康状况不良或患有严重内科疾病等。严重的开放性骨折、脱位应首选手术治疗。

（9）严重的心、肺疾病患者。

（10）急性软组织损伤早期局部肿胀或瘀血严重者慎用手法。

第六节 中医正骨手法的注意事项

1 手法前全面掌握病情

要认真检查，根据病史、受伤机制和 X 线检查结果做出明确诊断，同时分析骨折、脱位或筋伤发生的机制，达到心中有数，对损伤部位做到手摸心会。临证只有正确选用有效的整复手法，才能达到治疗的目的。

2 密切注意患者的全身情况变化

对于多发性骨折气血虚弱，严重骨盆骨折发生出血性及脑外伤重症患者等，均需暂缓整复，可采用临时固定或持续牵引法等，待危重病情好转后，再考虑骨折整复。

3 掌握手法复位标准

骨骼是人体支架，它以关节为枢纽，通过肌肉收缩活动而进行运动。当肢体受到外力或肌肉强烈收缩造成骨折后，骨折断端会发生移位，肢体就失去了骨骼的支架作用，从而不能正常活动。因此，在治疗骨折时，首先要进行骨折复位，以恢复骨骼的支架作用。支架越稳定，固定也越稳定，骨折才能顺利愈合，功能亦恢复满意。应根据患者年龄、职业及骨折部位的不同，达到功能对位。即骨折在整复后无重叠移位，旋转、成角畸形得到纠正，肢体的力线正常，长度相等，骨折愈合后肢体的功能可以恢复到满意程度，不影响患者在工作或生活上的需求。如老年患者，虽骨折对位稍差，肢体有轻度畸形，只要关节活动不受影响，自理生活无困难，疗效还算满意。儿童骨折治疗时要注意肢体外形，不能遗留旋转及成角畸形，轻度的重叠及侧方移位，在发育过程中可自行矫正。

4 抓住整复时机

只要周身情况允许，最佳整复时间应在骨折后半小时内，局部疼痛、肿胀较轻，肌肉尚未发生痉挛，最易复位。伤后4~6小时内局部瘀血尚未凝结，复位也较容易。一般成人伤后7~10天内可考虑手法复位，但时间越久复位困难越大。

5 选择适当麻醉

根据患者具体情况，选择有效的止痛剂或麻醉剂，伤后时间不长，骨折又不复杂，可用0.5%~2%普鲁卡因局部浸润麻醉，如果伤后时间较长，局部肿硬，骨折较为复杂，估计复位有一定困难者，上肢采用臂丛神经阻滞麻醉，下肢采用腰麻或坐骨神经阻滞麻醉，尽量不采用全身麻醉。

6 做好整复前的准备

人员准备：确定主治者与助手，并做好分工。参加整复者应对伤员全身情况、受伤机制、骨折类型、移位情况等，做全面的了解，将X线片的显示与患者实体联系起来，仔细分析，确立整复手法及助手的配合等，做到认识一致，动作协调。

器材准备：根据骨折、脱位、筋伤的需要，准备好一切所需要的物品。如纸壳、石膏绷带、夹板、扎带、棉垫、压垫，以及需要的牵引装置等。还须根据病情准备好急救用品，以免在整复过程中发生意外。

7 参加整复者精力要集中

参加整复者要注意手下感觉，观察伤处外形的变化，注意患者的反应，以判断手法的效果，并防止意外事故的发生。

8 切忌使用暴力

拔伸牵引须缓慢用力，恰到好处，切勿太过或不及，不得施用猛力。整复时着力部位要准确。用力大小、方向应视病情而定，不得因整复而增加新的损伤。

9 尽可能一次复位成功

多次反复地整复，易增加局部软组织损伤，使肿胀更加严重，不仅再复位难以成功，而且还有造成骨折迟缓愈合或关节僵硬之可能。

10 避免 X 线伤害

为减少 X 线对患者和医者的损伤，整复、固定尽量避免在 X 线直视下进行，确实需要者，应注意保护，尽可能缩短直视时间。在整复后常规拍摄正、侧位 X 线片复查，以了解治疗效果。

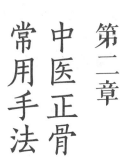

第二章
中医正骨
常用手法

第一节 骨伤理筋手法

中医理筋手法具有活血散瘀，消肿止痛；解除痉挛，放松肌肉；理顺筋络，整复错位；松解粘连，通利关节；调和气血，散寒除痹等功效。因此，了解其分类是很有必要的，由于对手法的认识和理解角度不同，目前对手法的分类主要有按动作形态特点、主要作用部位、用力方向及应用对象等进行划分。目前，大多采用按手法的动作特点进行分类，依据本分类原则，可将基本手法分为以下 6 类。

1. 摆动类手法：是以指、掌或腕关节做协调连续摆动的手法。包括一指禅推法、揉法和滚法。

2. 摩擦类手法：是以掌、指或肘贴附在体表做直线或环旋移动的手法。包括摩法、擦法、推法、搓法、抹法等。

3. 振动类手法：是以较高的频率、节律性、轻重交替刺激等操作手法持续作用于人体的一类手法。包括抖法和振法。

4. 挤压类手法：是用指、掌或肢体其他部位按压或对称性挤压体表的手法。包括按法、点法、捏法、拿法、捻法、踩跷法等。

5. 叩击类手法：是指用手指或手掌、拳背叩打体表的一类手法。包括拍法、击法、弹法等。

6. 运动关节类手法：是指对关节做被动性活动的一类手法。包括摇法、背法、扳法、拔伸法等。

一、一指禅推法

【手法作用】

一指禅推法适用于全身各部穴位，常用于头面部、颈项部、胸腹部、肩背部、腰骶部及四肢关节处。对肢体各部位的损伤、各种慢性劳损、风湿痹痛等，具有舒筋活血、祛瘀生新、解除痉挛、松解粘连的作用，可有效地减轻伤处疼痛，使粘连的肌腱、韧带松解，僵硬的组织得以软化。

【操作方法】

用拇指指端、罗纹面或偏峰着力于一定部位或经络穴位上，沉肩垂肘，以腕关节悬屈，运用腕间的摆动带动拇指关节的屈伸活动，可使之产生的功力轻重交替、持续不断地作用于经络穴位上（图2-1）。

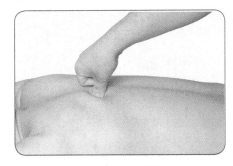

图 2-1　一指禅推法

【操作技巧】

运用一指禅推法操作时上肢肌肉要放松，不可用蛮劲，手掌虚握拳。主要要领为沉肩，垂肘，悬腕，掌虚，指实，紧推慢移，蓄力于掌，处力于指，着力于罗纹面。肘关节略低于手腕，尺侧低于桡侧，手握空拳，指实掌虚，蓄力于掌，发力于指。将大拇指的指端、罗纹面或偏锋着力于穴位，紧推慢移，运用腕部的横向来回摆动以带动拇指关节的屈伸运动，使功力轻重交替，持续不断地作用在经络穴位上。其操作技巧有以下几点：①沉肩：即肩关节放松，不要耸起，不要外展。②垂肘：肘部自然下垂。③悬腕：腕关节自然屈曲。④掌虚：半握拳，拇指指间关节的掌侧与食指远节的桡侧轻轻接触。⑤紧推慢移：紧推是指摆动的频率略快，一般每分钟140次左右；慢移是指从一个治疗点到另一个治疗点时应缓慢移动。⑥蓄力于掌，处力于指，着力于罗纹面：即本法产生的力应从掌而发，通过手指，传达至罗纹面并作用于患者体表，如此使力含而不露。

【注意事项】

本法刺激量中等，接触面积较小，作用深透。临床手法操作遵循"循经络，推穴位"的原则，将意气集定于"指"（主要是大拇指），在经络穴位上施术，以激发经气运行，疏通经络，调整阴阳，扶正祛邪。本疗法特别重视体功锻炼和手法训练，要求学者勤练"易筋经"功法和苦练手法基本功，以具备深邃的功夫与熟练的手法，这样才能在治疗时得心应手，手到病除。操作时用力要适当，推进要提，不可推伤皮肤。

二、揉法

【手法作用】

适用于全身各部位。具有温经祛寒、活血通络、松解粘连、解痉止痛的作用。

【操作方法】

揉法是医者用指腹、掌根、掌面、小鱼际、四指近侧指间关节背侧突起、前臂尺侧肌群肌腹或肘尖为着力点，于一定部位或某一穴位上，带动皮下组织，按顺时针或逆时针方向进行轻柔和缓的环旋运动，使皮下组织层之间产生内摩擦。

根据着力部位的不同，可以分为中指揉法、拇指揉法、掌揉法、掌根揉法、小鱼际揉法、膊揉法、肘揉法、拳揉法等。

掌揉法：是用大鱼际或掌根着力贴附一定部位或穴位上做环旋摆动（图2-2）。

指揉法：是用指腹部（拇指或中指或食指、中指、无名指）贴附一定部位或穴位上，做轻缓旋揉的节律性动作（图2-3）。

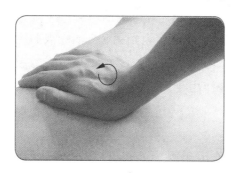
图 2-2　掌揉法

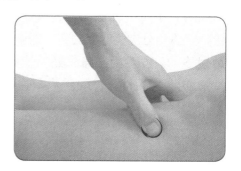
图 2-3　指揉法

【操作技巧】

施术时要寻找痛性结节或条索，力量取刚刚感觉到手下有筋节的存在即可，要做到轻中有重，重中有轻。①指揉时腕部要放松，然后摆动前臂，带动腕和掌指，揉动时需蓄力于指，吸定在操作部位。②掌揉时以大小鱼际或掌根部着力，手腕放松，以腕关节连同前臂做小幅度的回旋活动。压力轻柔，揉动频率一般每分钟120~150次。③操作时整个动作贵在柔和，揉转的幅度要由小而大，用力应先轻再渐重，施术手一定要吸定在操作部位上带动着力处皮肤一起回旋运动，不能在皮肤表面摩擦或滑动。

【注意事项】

本法作用面大，刺激和缓舒适，操作时腕关节放松，前臂有推旋动作，往返移动时应在吸定的基础上，带动皮下组织一起滑动，切忌在体表形成摩擦动作。

三、㨰法

【手法作用】

适用于颈肩部、腰背部、臀部、上肢、下肢等肌肉较丰厚部位。具有舒筋通络、滑利关节、解痉止痛、消除肌肉疲劳、促进血液循环的作用。对风湿痹痛、麻木不仁、肢体瘫痪、运动功能障碍等疾患常用本法治疗。

【操作方法】

运用大鱼际、小鱼际或拳背（指掌关节及指间关节突出部）着力，在体表一定部位由腕关节的伸屈和前臂旋转的复合运动做连续往返㨰动。伸屈腕关节是以第2到第4指关节背侧为轴来完成，前臂的旋转运动是以手背的尺侧为轴来完成，即该手法的吸定点是小指掌指关节背侧和小鱼际。包括侧㨰法和立㨰法。

侧㨰法：以手背近小指侧着力于治疗部位，以小指掌指关节背侧为支点，肘关节微屈并放松，靠前臂的旋转及腕关节的屈伸，使产生的力持续作用于治疗部位上（图2-4、图2-5）。

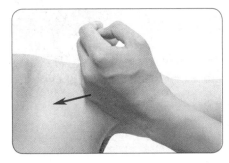
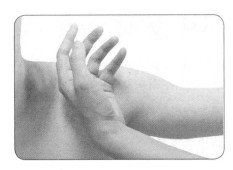

图 2-4　侧㨰法 1　　　　　　　图 2-5　侧㨰法 2

立㨰法：以小指、无名指、中指背侧及其掌指关节着力于治疗部位，以小指掌指关节背侧为支点，肘关节伸直，靠前臂的旋转及腕关节的屈伸，使产生的力持续作用于治疗部位上（图2-6、图2-7）。

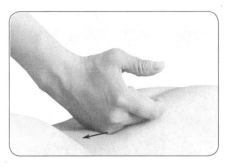 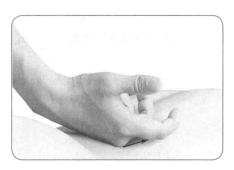

图 2-6　立滚法 1　　　　　　　　　图 2-7　立滚法 2

【操作技巧】

操作时，沉肩，肘微屈120°~140°，手呈半握拳状，手腕放松，五指要自然，用掌背尺侧缘紧贴体表，前臂带动腕部摆动或旋转。手指滚动的幅度控制在120°左右，压力均匀，动作协调而有节律，不可跳动或使手背在体表摩擦。

【注意事项】

本法压力大，作用面也相对较大，刺激应和缓舒适。操作时腕关节放松，肩和前臂有推旋动作，应吸定病变部位，带动皮下组织一起滑动，不可在体表形成摩擦运动。主要用力不在手上，要结合身体的推力，力要透达深层，要找出痛点及筋结，针对点、结再做滚法。单手或双手直滚或侧滚，可使患者感觉局部发热。

四、擦法

【手法作用】

该手法力度只达皮肤及皮下，具有调和营卫、消炎散肿、散风祛寒的功效。擦法主要适用于胸腹、胁肋部、背部及腰骶部。

【操作方法】

运用手掌掌面或手掌大、小鱼际着力，按于患者肢体的治疗部位或穴位上，手掌紧贴皮肤，稍用力下压并做上下或左右的直线往返摩擦，使之产生一定的热量，以皮肤有温热感即止。擦法又可分为掌擦法、侧擦法和大鱼际擦法。

掌擦法： 以手掌着力于治疗部位，做往返直线快速擦动（图2-8、图2-9）。

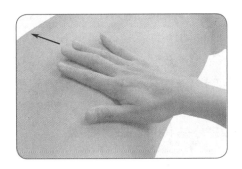

图 2-8 掌擦法 1

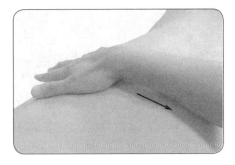

图 2-9 掌擦法 2

侧擦法： 以手的尺侧着力于治疗部位，做往返直线快速擦动（图2-10、图2-11）。

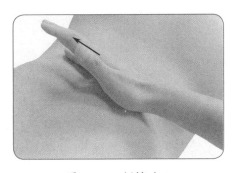

图 2-10 侧擦法 1

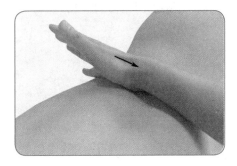

图 2-11 侧擦法 2

大鱼际擦法： 以大鱼际着力于治疗部位，做往返直线快速擦动（图2-12、图2-13）。

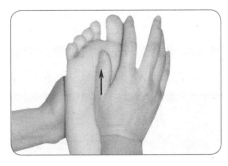

图 2-12 大鱼际擦法 1

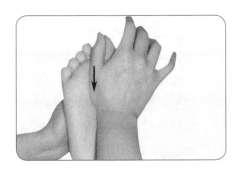

图 2-13 大鱼际擦法 2

【操作技巧】

①操作时上肢要放松，腕关节自然伸直，用全掌或大鱼际或小鱼际为着力点，作用于治疗部位，以上臂的主动运动，带动手做上下向或左右向的直线往返摩擦移动，不得歪斜。更不能以身体的起伏摆动去带动手的运动。②摩擦时不仅往返距离要拉得长，而且动作要连续不断，如拉锯状，不能有间歇停顿。如果往返距离太短，容易擦破皮肤；当动作有间歇停顿，就会影响到热能的产生和渗透，从而影响治疗效果。③压力要均匀而适中，以摩擦时不使皮肤起皱褶为宜。④施法时不能操之过急，呼吸要调匀，千万莫屏气，以伤气机。⑤摩擦频率一般每分钟100次左右。

【注意事项】

室内要保持暖和，以免患者着凉。擦法是在体表直接摩擦，为保护皮肤，防止擦破，所以在施术前治疗部位要涂抹少量油类润滑剂。擦法在临床上常作为最后使用的手法，一般在擦法之后，就不再在该部使用其他手法，以免皮肤破损，但擦法之后可辅以湿热敷，能加强疗效。

五、推法

【手法作用】

适用于腰背部、上肢、下肢。具有疏经通络、消瘀散结、活血止痛、缓解痉挛的作用。

【操作方法】

用指、掌或其他部位着力于人体一定部位或穴位上，来回不断地有节奏地做前后、上下、左右的直线或沿筋肉结构形态做弧线推进。手法用力要稳，推进速度要缓慢，并要保持一定压力作用于深部组织，一般操作5~10遍即可。临床应用时，常在施术部位涂抹少许介质，使皮肤有一定的润滑度，利于手法操作，防止破损。推法又可分为平推法、直推法、旋推法、分推法等。临床上应用比较广泛的是拇指平推法、掌推法。拇指平推法常用于肩背部、胸腹部、腰臀部及四肢部；掌推法常用于面积较大的部位，如腰背部、胸腹部及大腿部等。

掌推法：以手掌着力于治疗部位，进行单方向直线推动（图2-14、图2-15）。

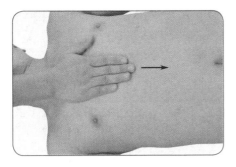

图 2-14 掌推法 1

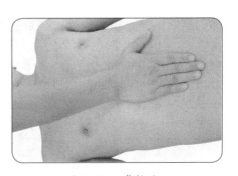

图 2-15 掌推法 2

指推法：以指腹着力于治疗部位，进行单方向直线推动（图 2-16）。

【操作技巧】

拇指平推法以大拇指罗纹面着力，在经穴或部位上进行循经络走向或沿肌纤维平行方向推进，要求肩部不要用力，上肢自然放松，沉肩、垂肘、悬腕、手握空拳，压力均匀柔和地集中在大拇指端，缓慢地向前推动。

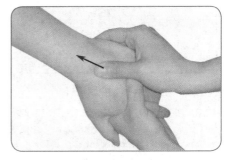

图 2-16 指推法

四指平推法以大拇指、中指、食指、无名指四指指腹用力于一定部位和经络穴位上，四指协同做往返方向的推动，注意四指不可离开肌肤，应连贯用力，往复推动。

掌推法以五指并拢，手掌用力紧贴在治疗部位上，做向前的直线推动。需增大压力时，用另外一只手平放在其上使双手重叠。

掌根推法用掌根部的大小鱼际着力于治疗部位上，并向前做有力的推动，同时大小鱼际的肌纤维用力夹紧，做单方向的推动。

【注意事项】

推动时要连贯有节奏，不可用力不匀或过猛。

六、摩法

【手法作用】

摩法基本都是补法，适用于全身各部位。具有活血消

肿、疏筋散瘀、温经通络、缓急止痛、健脾和胃、消食导滞、益气和中、疏肝理气的作用。

【操作方法】

用手指或手掌附在体表的一定部位，以腕关节连同前臂做环形而有节奏地抚摩。摩法又可分为掌摩法和指摩法。用手掌进行者称掌摩法（图2-17、图2-18、图2-19、图2-20）。用手指进行者称指摩法（图2-21）。

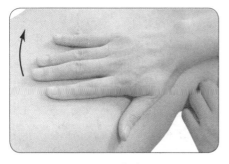

图2-17　掌摩法1

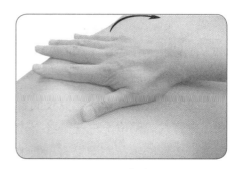

图2-18　掌摩法2

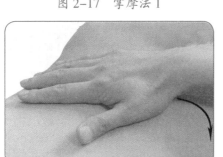

图2-19　掌摩法3

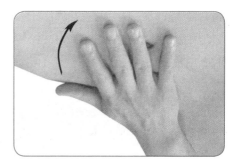

图2-20　掌摩法4

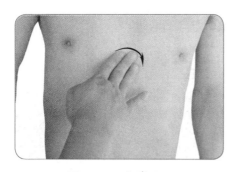

图2-21　指摩法

【操作技巧】

指摩法是用指面做有节律的环转动作，着力部位紧贴体表，肘应微屈，腕部放松，以腕关节为中心，连动掌指来完成，动作宜轻缓柔和。掌摩法是用掌根部或全掌贴附一定的部位，通过连动前臂、腕关节做环旋运动，动作应和缓协调。腹部操作时用力必须轻缓，不可一开始就施力过大，否则容易损伤内脏而危及健康。顺时针或逆时针方向均匀往返操作，临床一般顺时针摩，按如下反复顺序进行：右下腹→右上腹→左上腹→左下腹→右下腹，缓摩为补法，逆时针摩、急摩为泻法。

【注意事项】

抚摩时速度、力度要均匀，做到皮动肉不动，即"轻不离皮，重不着骨"。

七、抹法

【手法作用】

本法常用于头面及颈项部。对头晕、头痛及颈项强痛等病症常用本法做配合治疗，有开窍醒神、镇静明目的作用。

【操作方法】

用单手或双手指腹部紧贴皮肤，做上下或左右往返移动（图2-22）。

【操作技巧】

操作时用力要轻而不浮、重而不滞。

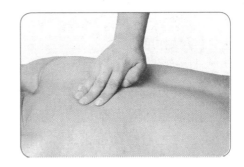

图 2-22　抹法

【注意事项】

抹法应与推法区分开。推法为单向直线推动，而抹法则是或上或下，或左或右，或曲线运转，可灵活变化，且抹法较推法动作轻柔和缓。

八、搓法

【手法作用】

适用于头部、胁肋部、腰部、上肢、下肢。具有舒筋通络、消炎散肿、调和气血、解痉止痛、祛风散寒的作用。

【操作方法】

搓法是以双手手指和手掌着力于肢体两侧面，相对用力做方向相反的来回快速搓揉，或以拇指尺侧面及食指桡侧面在患部搓动的一种手法（图2-23）。

【操作技巧】

操作时动作要轻盈、连贯、协调，搓时速度宜快，但移动时速度宜慢，切忌手法呆滞。

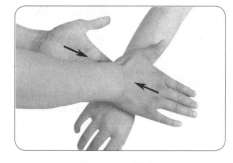

图 2-23　搓法

【注意事项】

搓法和散法有时很难截然分开，施以压力为搓，不施压力为散，搓和散可以结合起来运用。操作时动作要连贯、协调，搓时速度宜快。

九、散法

【手法作用】

本法适用于全身，具有消肿散瘀、解痉止痛的作用。

【操作方法】

以掌根部着力于体表，腕部做快速的左右摆动推进动作（图2-24）。

【操作技巧】

医者以掌根部着力于施术部位，略施压力，腕部用力快速左右摆动，同时向前推进。速度应由慢渐快，反复数遍。

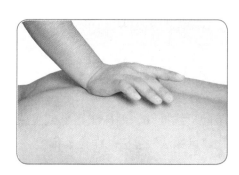

图 2-24　散法

【注意事项】

操作时掌根紧贴皮肤，以手腕快速抖动完成动作，不可在表皮上搓擦，可时轻时重交替进行。

十、拿法

【手法作用】

具有疏通经络、活血化瘀、解痉止痛、解除疲劳、松解软组织粘连的作用。适用于颈肩、四肢关节部位等的痉挛、粘连及肌肉疼痛等病症。

【操作方法】

以拇指掌面与其余四指掌面对合呈钳形，捏住某一部位或穴位，施以夹力，以掌指关节的屈伸运动所产生的力将患者肌肉提起，并做轻重交替而连续地一紧一松的捏提和捏揉动作（图 2-25）。

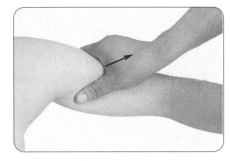

图 2-25　拿法

【操作技巧】

操作时用力要由轻到重，动作缓和而连贯。

【注意事项】

操作时指间关节伸直或微屈，应边拿边提，提拿有弹性，逐渐加力，最后要把力卸掉，不可用指端、指甲抠掐。常见拿肩井，力应在拇指上，而不在其他四指。

十一、捏法

【手法作用】

本法具有疏通经络、行气活血的作用，适用于头部、颈项部、四肢及脊背部。

【操作方法】

用拇指和其余四指夹住肢体，相对用力挤压。根据其是用拇指与食、中指夹住肢体，还是用拇指与其余四指夹住肢体的不同，又分为三指捏和五指捏（图 2-26、图 2-27）。

【操作技巧】

操作时要循序而下，均匀而有节律性。

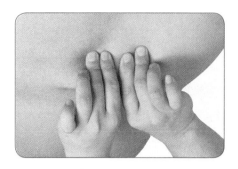

图 2-26　三指捏

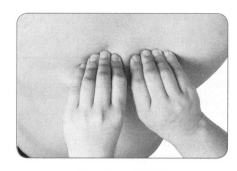

图 2-27　五指捏

【注意事项】

操作时不能只提捏皮肤。

十二、捻法

【手法作用】

本手法具有缓解肌腱痉挛、疏通经络、滑利关节的作用。常用于指间关节的酸痛、肿胀或屈伸不利等症。

【操作方法】

用拇指指腹与食指指腹相对着力，夹持捏于患者肢体治疗部位或穴位之上，反复进行旋转揉搓，或边搓边移动位置（图 2-28、图 2-29）。

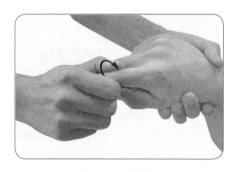

图 2-28　捻法 1

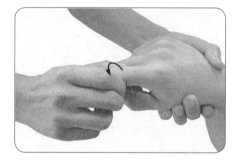

图 2-29　捻法 2

【操作技巧】

操作时动作和缓持续，根据患处疼痛状况掌握力度大小。

【注意事项】

旋转揉搓时速度不宜过快，以免搓伤皮肤，影响治疗效果。

十三、掐法

【手法作用】

本手法具有疏通经络、解痉镇痛、急救等作用。

【操作方法】

用拇指指甲尖着力，掐于患者的治疗穴位上（图2-30），使其产生相应的感觉，是一种刺激较强的手法。

【操作技巧】

操作时要用指甲缘靠近指腹处。

【注意事项】

使用时注意不可刺破皮肤。

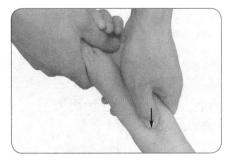

图 2-30 掐法

十四、点法

【手法作用】

点法具有作用面积小、力点集中、刺激性强等特点，可用于全身各部位，尤其适用于四肢远端小关节的压痛点。具有通经活络、宣通气血、调和脏腑、平衡阴阳的作用。

【操作方法】

以手指、拳尖或肘尖着力于某一穴位逐渐用力下压，使之产生酸、麻、胀、重等感觉。它由按法演化而成，可属于按法的范畴，另外点法还常与按法、揉法、拨法等手法配合使用，组成复合性手法。点法包括指点法和肘点法。指点法又可以分为拇指端点法、屈拇指点法和屈食指点法。

指点法： 是以拇指或食指、中指端着力，持续按压治疗部位或穴位（图2-31）。分为拇指端点法、

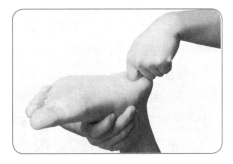

图 2-31 指点法

拇指点法、屈食指点法。

（1）拇指端点法：是用拇指端点压体表，操作时用手握空拳，拇指伸直并紧贴于食指中节的桡侧面，以拇指端为力点压于治疗部位。

（2）拇指点法：是以手握拳，拇指屈曲抵住食指中节的桡侧面，以拇指指间关节桡侧为力点压于治疗部位。

（3）屈食指点法：是以手握拳并突出食指，用食指近节指间关节为力点压于治疗部位。

肘点法：以肘尖着力，持续按压治疗部位或穴位，主要用于臀部等肌肉丰厚的部位（图2-32）。

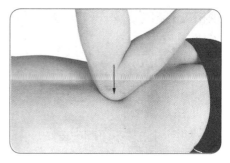

图 2-32　肘点法

【操作技巧】

操作时用力要由轻到重，稳而持续。同时施术时注意保护手指，注意变换姿势，以防手指损伤。

【注意事项】

本法作用面积小，刺激量大，用力大小、时间应适度。操作时一定要平稳持续地发力，根据患者的具体情况和操作部位酌情用力，以免对患者造成损伤。

十五、按法

【手法作用】

本法适用于颈部、肩部、腰背部、臀部、下肢。该法垂直向下按于患者肢体或穴位之上，使其产生一种温润柔和、轻松舒适之感，具有放松肌肉、松解粘连、缓解痉挛、镇静止痛、消肿消炎、通经活络的作用。

【操作方法】

用手指、手掌、肘尖、足部着力于体表某一部位或穴位上，逐渐用力下压。按法又可以分为指按法和掌按法。

指按法：是用拇指指面或指端按压体表的一种手法（图2-33）。如果有些部位必须使用较大力量按压时，可用另一手拇指重叠辅以按压，具体做法为：先将一只拇指的指面置于将要按压的部位，再将另一拇指的指面成十字形交叉其上，使力量集中在交叉点上。指按法适用于全身各部穴位。

掌按法：是用掌根或全掌着力按压体表的一种方法（图 2–34）。如果使用力量较大时可双掌交叉重叠按压，具体做法参考指按法。掌按法常用于腰背和腹部等体表面积大而又较为平坦的部位。

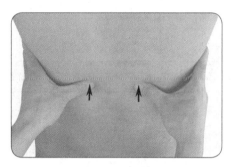

图 2–33　指按法

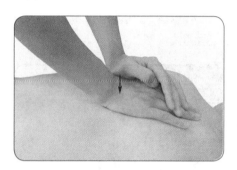

图 2–34　掌按法

【操作技巧】

指按法按压的作用力的方向要垂直向下或者与接触面垂直。操作时着力部位要紧贴体表，不可移动，用力要由轻到重，稳而持续，使刺激感觉充分达到机体深部组织。切忌用迅猛的暴力。按法结束时，不宜突然放松，应逐渐递减按压的力量。

掌按法按压的作用力的方向要垂直向下或者与接触面垂直。操作时着力部位要紧贴体表，不可移动，用力要由轻到重，按压后要稍作片刻停留，再做第二次重复按压。为增加按压力量，在施术时可将双肘关节伸直，身体略前倾，借助部分体重向下按压。

【注意事项】

本法刺激量较大，适用于组织丰满、病变部位较深之处，用力大小、时间应适度。按法还可以与其他手法结合成复合手法，比如按揉法。

十六、拨法

【手法作用】

本法刺激量较大，具有缓解痉挛、剥离粘连、放松肌肉等作用。

【操作方法】

运用手指或肘尖，点于治疗部位之上，并垂直于肌肉肌腱走行方向，反复进行往返弹拨，其状如弹拨琴弦之势，故又称为"弹拨法"。主要包括指拨法和肘拨法。

指拨法：用拇指指端按于治疗部位，以上肢带动拇指垂直于肌肉肌腱走行方向反复进行往返弹拨（图2-35）。

肘拨法：用肘尖着力于治疗部位，垂直于肌肉肌腱走行方向反复进行往返弹拨（图2-36）。

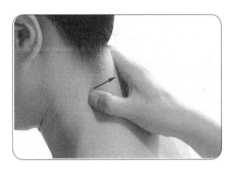

图2-35　指拨法

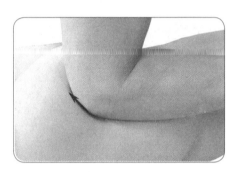

图2-36　肘拨法

【操作技巧】

操作时应将自身的气力运用到指或肘，以增强力量。作用部位常为肌肉的条索、结节处。

【注意事项】

采用本法前应放松局部肌肉，由轻到重，防止突然暴力损伤局部皮肤或肌肉组织。

十七、归法

【手法作用】

本手法适用于掌、跖间关节，具有消瘀散结、舒筋止痛的作用。

【操作手法】

以双手掌或双侧拇、食指施力于患处，对称用力向中间挤合（图2-37）。

【操作技巧】

一手的拇指和食指或两手拇指的指腹或指端置于施术部位的皮肤，然后对称性地用力向中央挤按。

【注意事项】

以患者能耐受为主，不可粗暴用力。

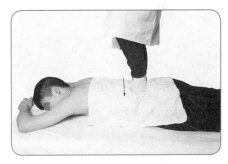

图 2-37　归法

十八、踩跷法

【手法作用】

适用于深层软组织、神经、脊柱关节等部位疾病。具有滑利关节、松解粘连的作用，特别适用于治疗腰椎间盘突出症。

【操作方法】

运用双足或单足踩踏一定部位。患者俯卧，躯体下垫以枕头，以防磕伤。医者双手扶于横木架上，以控制自身体重和踩踏时的力度。同时还可在患者腰背部做适当的踩踏弹起动作，足尖不能离开腰背部（图 2-38）。

图 2-38　踩跷法

【操作技巧】

操作时根据患者的体质，可逐渐增加踩踏力量和弹起力度，嘱患者随着弹起节奏，配合呼吸，踩踏时呼气，跳起时吸气，切忌屏气。

【注意事项】

踩踏时要均匀而有节奏。

十九、抖法

【手法作用】

本法多用于四肢关节，尤以肩关节最为常用。有活动

关节，松弛肌肉，扩大关节间隙，增加关节活动幅度，缓解外伤后所引起的关节功能障碍，减轻重手法过程中的反应，增加患肢舒适感等作用。

【操作方法】

用单手或双手握住患者肢体的远端，稍用力做小幅度、连续、频率较快的上下抖动。包括肩部抖法和腰部抖法。肩部抖法较为常用，下面以肩部抖法为例介绍。

肩部抖法：双手握住患者的手腕部或手掌部，使肩关节外展，上肢向外侧抬起60°左右，先牵引，在牵引的情况下，做连续、小幅度、均匀、快速的上下抖动，并使抖动的振幅，由腕关节逐渐传递到肩部，使肩关节和上肢产生舒松的感觉（图2-39、图2-40）。

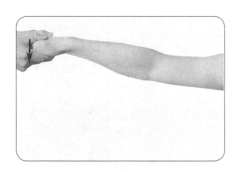 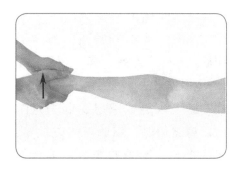

图 2-39　肩部抖法 1　　　　　　　图 2-40　肩部抖法 2

【操作技巧】

操作时颤动幅度要小、频率要快，同时嘱患者充分放松肌肉。

【注意事项】

本法常配合按摩、搓法等手法，综合运用于理筋手法的结束阶段。

二十、振法

【手法作用】

本手法适用于全身各部位和穴位，具有行气活血、缓急镇痛的作用，常用于胸腰部的损伤。

【操作方法】

以掌或指着力在体表，通过前臂和手部的肌肉强力地静止性用力施以振动（图2-41）。也称振颤法。振法又可以分为掌振法和指振法两种。用手指着力称指振法，指振法接触面小，振力集中，适于全身各部腧穴；用手掌着力称掌振法，掌振法接触面大，振力相对分散，适于头顶部、胃脘部、小腹部。振法一般常用单手操作，也可双手同时操作。

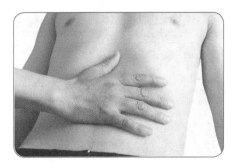

图 2-41　振法

【操作技巧】

操作时注意力要高度集中在掌指部，使力量集中于指端或手掌上。振动的频率较高，着力稍重。以掌、指及前臂部静止性用力，以指掌部自然压力为度，不施加额外压力。所谓静止性用力，是将手部与前臂肌肉绷紧，但不做主动运动，产生较快速的振动波，使受术部位或穴位有被振动感，或有时有温热感。振动的频率较高，着力稍重。以掌指部做振动源，由于手臂部的静止性用力，容易使其产生不自主的极细微的振动运动，这种振动频率较高，波幅较小。如做主动运动操作，则振动频率就会相对较低、波幅较大，但操作时间可以延长。

【注意事项】

操作后医者容易感到身体倦怠，疲乏无力，要注意掌握好操作时间，不可过久运用。医者平时应坚持练功或运动，以增强身心素质。

二十一、击法

【手法作用】

本法具有疏通经络、调和气血、提神解疲的作用。

【操作方法】

用双手的手指、小鱼际或拳、拳背、指尖等着力，在患者的肢体体表上，有节律地叩击。主要有拳击法、掌根击法、侧击法、指尖击法和拳击法，临床上使用侧击法较多。

拳击法：手握空拳，腕伸直，用掌背平击体表。常用于腰背部。

掌根击法：手指自然松开，腕伸直，用掌根叩击体表。适用于头顶、腰臀及四肢部。

侧击法：双手五指伸直分开，腕略背伸，以手的尺侧着力，有弹性、有节律地击打患者体表（图 2-42、图 2-43）。常用于腰背和四肢部。

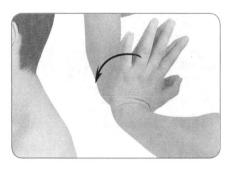
图 2-42　侧击法 1

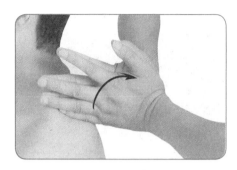
图 2-43　侧击法 2

指击法：手指半屈曲位，用指端轻轻打击体表，如雨点落下。常用于头面和胸腹部。

【操作技巧】

操作时要注意垂直叩击体表，速度均匀而有节奏。要求打击时蓄劲收提，用力轻巧而有反弹感，以免患者有震痛。

【注意事项】

本法属于"刚劲"手法，较适用于肌肉丰厚的部位，击打时力量要轻巧适度，不要停顿或拖拉，用力要稳，避免暴力。

二十二、拍法

【手法作用】

本法具有疏通经络、行气活血、解除痉挛的作用。适用于肩、背、腰、臀以及四肢部的风湿酸痛、局部感觉迟钝或肌肉痉挛等症。

【操作方法】

双手或单手五指自然并拢，掌指关节微屈，用虚掌着力，平稳而有节奏地拍打患者体表（图 2-44、图 2-45）。

【操作技巧】

运用掌拍法时要注意手形，以虚掌平稳而有节奏地拍打患处。

【注意事项】

拍打力量不可偏移暴力，否则易导致皮肤疼痛。对于严重骨质疏松、哮喘、冠心病等病症患者禁用拍法。

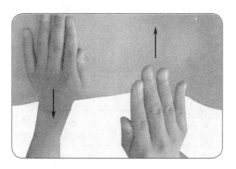
图 2-44　拍法 1

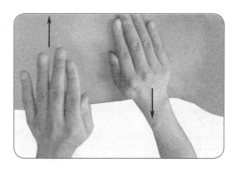
图 2-45　拍法 2

二十三、摇法

【手法作用】

本手法具有滑利关节、松解粘连、解除痉挛的作用。适用于四肢关节及颈项、腰部的关节强硬、屈伸不利等症。

【操作方法】

一手握住或按住患者某一关节近端肢体，另一手握住关节远端肢体，以被摇关节为轴，环旋摇动肢体。主要有颈部摇法、肩部摇法、腕部摇法、腰部摇法、髋部摇法和踝部摇法。

颈部摇法： 一手扶住患者的头顶后部，另一手托住下颌，做左右环转摇动（图 2-46）。

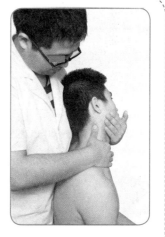
图 2-46　颈部摇法

腰部摇法：令患者取坐位，腰部放松，助手固定患者下肢，医者抱住患者的躯干，做回旋环转运动（图2-47、图2-48）。

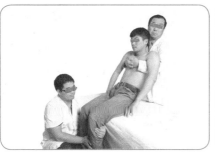

图 2-47　腰部摇法 1

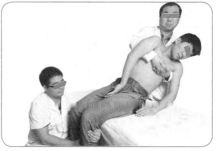

图 2-48　腰部摇法 2

肩部摇法：一手托住患侧肘关节，另一手轻压在患侧肩关节上，使肩关节沿前下→前上→后上→后下的方向摇动（图2-49、图2-50、图2-51）。

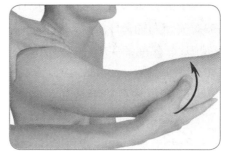

图 2-50　肩部摇法 2

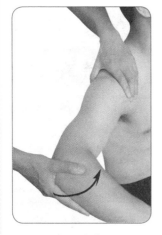

图 2-49　肩部摇法 1

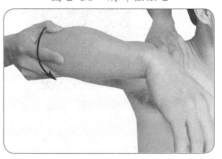

图 2-51　肩部摇法 3

髋关节摇法：患者取仰卧位，髋膝屈曲，医者一手托住患者足跟，一手扶住膝部，做髋关节环转摇动（图 2-52、图 2-53）。

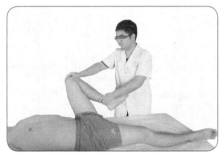
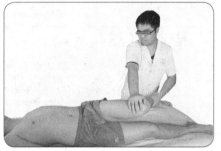

图 2-52　髋关节摇法 1　　　　图 2-53　髋关节摇法 2

踝关节摇法：医者一手托住患者足跟，另一手握住大踇趾部，做踝关节的环转摇动。

【操作技巧】

操作时动作要和缓，用力要稳，摇动方向和幅度需在各关节正常活动范围内进行，由小到大，循序渐进。

【注意事项】

施术时务必使患者充分放松，不要形成抵抗力。

二十四、扳法

【手法作用】

该法是使受术者的关节在正常活动范围内被动达到最大限度活动的手法，本法应用于颈、腰等关节，具有纠正

错位、解除粘连、通利关节、舒筋活络的作用。

【操作方法】

医者用双手着力，一手固定住患者关节的近端，另一手作用于关节的远端，然后双手向反向或同一方向用力，使关节慢慢被动活动至有阻力时，再做一短促的、稍增大幅度的、有控制的、突发性的扳动。包括颈部扳法和腰部扳法（图 2-54、图 2-55）。

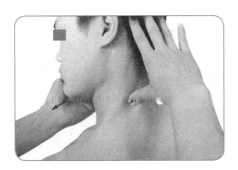
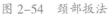
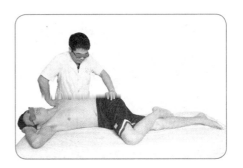

图 2-54　颈部扳法　　　　　　　　图 2-55　腰部扳法

颈椎旋转定位扳法：令患者取坐位，颈项部放松，医者站于其后侧方，用一手拇指顶按住患椎棘突旁，并嘱患者颈部慢慢前屈，至医者拇指下感到有棘突运动，关节间隙张开时，即稳住在此幅度，再嘱其向患侧侧屈至最大幅度，然后医者用力一手托住其下颌部，并向患侧方向慢慢旋转（注意旋转时头不能后仰、抬起），当旋转到有阻力时，随即用力做一个有控制的、稍增大幅度的快速扳动。与此同时，顶按棘突的拇指要协调使劲，将患椎的棘突向对侧推动，此时常可听到"喀嗒"一声，拇指下并有棘突的跳动感，标志手法操作成功。

【操作技巧】

在操作时，要将施术部位被动旋转至最大限度后，两手同时用力做相反方向扳动。可配合呼吸完成操作，整个过程中，动作必须果断而快速，用力要稳，两手动作协调，扳动幅度一般不超过各关节正常活动范围。

【注意事项】

扳法具有一定的危险性，应由专业人员操作，或在上级医师指导下完成。

二十五、拔伸法

【手法作用】

本手法具有加大关节间隙、松解粘连、解除痉挛的作用。

【操作方法】

双手运用牵拉拔伸的力量，将患者关节韧带拉开，使关节活动幅度加大、关节间隙增宽。主要有颈部拔伸法、腕部拔伸法、肩部拔伸法、手指拔伸法等。

颈部拔伸法：
令患者取仰卧位，医者坐于其头前方，一手托住患者后枕部，另一手置于患者下颌部，两手同时用力缓慢拔伸患者颈部（图2-56）。

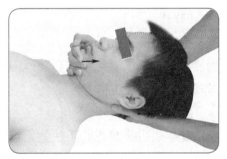

图2-56　颈部拔伸法

【操作技巧】

拔伸前放松患处周围肌群，缓解肌肉痉挛。掌握好拔伸的方向，拔伸力量由小到大，逐渐加力到一定程度后，保持稳定持续拔伸牵引。

【注意事项】

切忌暴力拔伸，以免造成周围软组织损伤，甚至加重病情。

第二节　骨折复位手法

中医正骨手法在我国有悠久的历史，唐代（公元618—907年）骨伤科成为一门专科。蔺道人在《仙授理伤续断秘方》中提出了"相度损处""拔伸""用力收入骨""捺正"等手法。元代危亦林在《世医得效方》中指出：骨折脱位"须用法整顿归元"，首创悬吊复位法治疗脊柱骨折。清代吴谦在《医宗金鉴》中记载"知其体相，识其部位，一旦临证，机触于外，巧生于内，手随心转，法从手出，法之所施，患者不知其苦"，首次把"摸、接、端、提、按、摩、推、拿"归纳为伤科八法。

一、手摸心会

【手法作用】

手摸心会是施用手法前的首要步骤，且贯穿于正骨过程的始终。

【操作方法】

骨折整复前，医者用手在骨折局部触摸或沿骨干触摸按压，感受骨干的隆起、凹陷、弯曲畸形、增粗等，明确骨折断端在肢体上的确切位置和移位情况。

【操作技巧】

要求手法先轻后重，由浅入深，从远到近，两头相对，稳准轻巧，切忌暴力，确实了解骨折端在肢体内移位的具体方位，结合 X 线所示的骨折端移位情况，在头脑中构成一个骨折移位的形象。

【注意事项】

此手法应贯穿正骨手法的始终，以便随时了解骨折端对位情况，必要时还可与健侧对比触摸，以更好地确定骨折断端在肢体上的位置和移位情况。

二、拔伸牵引

【手法作用】

产生拮抗力，从而克服肌肉拉力，矫正患肢的短缩移位，恢复肢体的长度。

【操作方法】

按照"欲合先离，离而复合"的原则，开始牵引时肢体先保持在原来的位置，助手尽可能拔伸该骨骨折的远近端沿肢体的纵轴（图2-57）。然后，再按整复的步骤改变肢体的方向，持续牵引。

【操作技巧】

先顺势牵引，再沿肢体纵轴牵

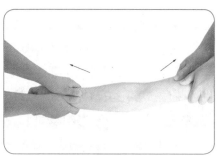

图 2-57　拔伸牵引

引，根据复位时的特殊要求，及时变换方向。牵引拔伸力量应由轻到重，轻重适宜，持续稳妥，不可突然用力，避免过度牵引。牵引时助手应把骨折部位适当空出，以便医者能顺利实施手法。操作时可垫纱布增加摩擦力，可将牵引带垫于腋下、腹股沟处等关节处延长力臂，方便医者做牵引。

【注意事项】

所施牵引力的大小须以患者肌肉强度为依据，小儿、老年人及女性患者，牵引力不能太大。反之，青壮年男性及肌肉发达患者，牵引力应加大；牵引时要轻重适宜，持续稳妥，一般牵引 3~5 分钟即可实施下步手法；靠器具或机械对躯体或肢体进行牵引，如骨牵引装置、牵引床等，其目的与人力牵引一致，同样也应注意对牵引方向和力量的及时调整；有分离移位的骨折，不能用力拔伸，只需扶持伤肢，在施行其他手法时仍应始终维持一定的牵引力，直至固定妥善。

三、旋转屈伸

【手法作用】

矫正骨折断端的旋转及成角移位。向心或近关节部位的骨折，由于近骨折端固定相对不易改变方向和位置，而骨折远端失去近端控制后可以随意改变位置，一般拔伸牵引手法难以完全纠正肢体力线，需要配合旋转屈伸手法。该类手法尤其适用于靠近关节部位的骨折。

【操作方法】

运用旋转手法时，医者手握其远端，在拔伸下围绕肢体纵轴向左或向右旋转，以恢复肢体的正常生理轴线（图 2-58）。运用屈伸手法时，医者只有将远侧骨折段连同与之形成一个整体的关节远端肢体共同牵向近侧骨折段所指的方向，成角才能矫正，即一手固定关节的近

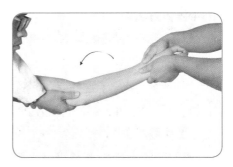

图 2-58　旋转

段，另一手握住远段沿关节的冠轴摆动肢体，以整复骨折脱位（图 2-59）。

【操作技巧】

旋转时在牵引下沿肢体纵轴向左或向右旋转，旋转的方向与骨折移位的方向相反。要遵守"以子求母"原则，即用骨折远端去对骨折近端。屈伸时做沿关节的冠轴摆动肢体动作之前应先明确骨折的类型和移位方向，适时选用屈、伸、收、展的手法来进行复位。

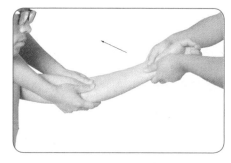

图 2-59　屈伸

【注意事项】

骨折端常见的四种移位（重叠、旋转、成角、侧方移位）经常是同时存在的，在拔伸牵引下，一般首先矫正旋转及成角移位，即按骨折的部位、类型，还要充分考虑关节周围肌肉对骨折移位的影响，利用其生理作用，将骨折远端旋转、屈伸，置于一定位置，远近骨折端才能轴线相对，重叠移位也能较省力地矫正。行旋转手法前应详细诊查患肢有无神经损伤症状。

四、提按端挤

【手法作用】

用于矫正前后侧移位和内外侧移位。一般须等到骨折重叠、旋转和成角得以纠正后进行。

【操作方法】

前后侧移位用提按手法，医者两手拇指向下按压突出的骨折一端，两手四指上提下陷的骨折端（图 2-60）。内外侧移位用端挤手法，医者一手固定骨折近端，另一手握住骨折远端，用四指向医者方向用力谓之端，用拇指反向用力谓之挤，将向外突出的骨折端向内挤迫（图 2-61）。

【操作技巧】

操作时手指用力要适当，由轻到重，牵引的时间可适当延长，依靠肌肉收缩力纠正部分侧向移位。方向要正确，部位要对准，着力点要稳固。医者手指与患者皮肤要紧密接触，通过皮下组织直接用力于骨折端，切忌在皮肤上来回摩擦，以免损伤皮肤。

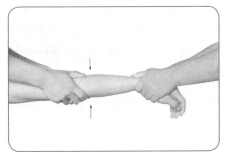

图 2-60　端提

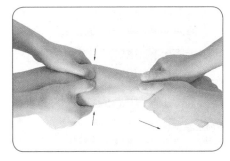

图 2-61　挤按

【注意事项】

医者手指与患者皮肤要紧密接触，通过皮下组织直接用力于骨折端，切忌在皮肤上来回摩擦，以免损伤皮肤。

五、摇摆触碰

【手法作用】

用于横断型及锯齿型骨折，使骨折端紧密接触，增加稳定性。

【操作方法】

摇摆法指医者用两手固定骨折部，由助手在维持牵引下沿骨干纵轴方向挤压或轻轻地左右、上下方向摇摆骨折的远端，待骨折断端的骨擦音逐渐变小或消失，则骨折断端已经紧密吻合（图 2-62）。触碰法用于须使骨折部紧密嵌插者，横形骨折发生在干骺端时，骨折整复夹板固定后，可用一手固定骨折部的夹板，另一手轻轻叩击骨折的远端，使骨折断端紧密嵌插，复位更加稳定。

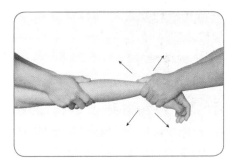

图 2-62　摇摆

【操作技巧】

操作前，可先持续牵引患肢，改善骨折断端嵌插状况，既可减轻患者疼痛，又能增加摇摆幅度，提高治疗效果。在操作此手法时，摇摆幅度在

10°~30° 为宜，不可用力过大，以免骨折断端再移位。

【注意事项】

该手法仅适用于横断或锯齿样骨折。大斜形、螺旋形或粉碎性骨折采用此法只会加重断端的移位和不稳定。使用该法前，医者必须肯定骨折断端已经有了大部分的接触，使用该法可以起到矫正残余移位，增加断端进一步稳定的作用。施法时力量一定要适当，力量太大可能会造成骨折的再移位。

六、夹挤分骨

【手法作用】

骨折段因受骨间膜或骨间肌的牵拉使骨间隙狭窄，从而呈相互靠拢的侧方移位，该手法用于矫正两骨并列部位的骨折或双骨折移位。

【操作方法】

整复骨折时，可用两手拇指及食、中、无名三指由骨折部的掌背侧对向夹挤两骨间隙，使骨间膜紧张，靠拢的骨折端分开，远近骨折端相对稳定，并列双骨折就像单骨折一样复位。

【操作技巧】

操作时，患肢两并列骨保持平行，以松弛骨间膜。两手拇指挤食、中、无名指三指由骨折部的掌背侧对向夹挤两骨间隙（图 2-63），务必使骨间膜充分张开，只有这样才能使骨折断端承受分力向两侧分开，成角侧方移位及旋转移位方可纠正。

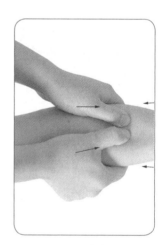

图 2-63　夹挤分骨

【注意事项】

骨折复位后使用分骨垫分别置于两骨间隙的掌、背侧，对抗骨间膜或骨间肌的牵拉。

七、折顶回旋

【手法作用】

折顶用于肌肉发达部的横断或锯齿型骨折的重叠移位。回旋用于矫正背向移位的斜形、螺旋形骨折，或有软组织嵌入的骨折。

【操作方法】

折顶法：医者两手拇指抵于突出的骨折一端，其他四指重叠环抱于下陷的骨折一端，在牵引下两拇指用力向下挤压突出的骨折端，加大成角，依靠拇指的感觉，估计骨折的远近端骨皮质已经相顶时，而后其余四指骤然反折，使之复位（图 2-64）。

回旋法：医者分别握远近骨折端，以近端为固定点，以远端绕近端适当旋转（图 2-65）。根据 X 线所显示的旋转移位特点，决定向哪个方向回旋断端，使骨折斜面相对对位。从断端的骨擦音来判断嵌入的软组织是否完全解脱。

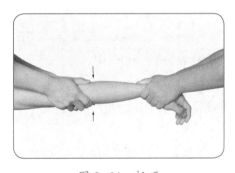

图 2-64　折顶

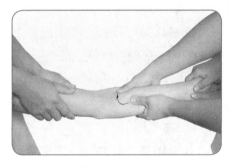

图 2-65　回旋

【操作技巧】

折顶时一般先屈曲患肢，用力大小以原来重叠移位的多少而定，用力的方向可正可斜。手法前充分牵引，行手法时骤然发力。单纯前后移位者，正位折顶；同时有侧方移位者，斜向折顶。背向移位的斜面骨折，虽用大力牵引也难使断端分离，因此必须根据受伤的力学原理，判断背向移位的途径，以骨折移位的相反方向，施行回旋方法。操作时，必须谨慎，两骨折段须相互紧贴，不可幅度过大，以免损伤软组织，若感到回旋时有阻力，应改变方向，在折顶回旋时适当减轻牵引力，使背向移位的骨折达到完全复位。

【注意事项】

利用折顶手法起到先过枉后矫正的目的。运用折顶手法时对抗牵引时间一定要足够，准备折顶时宜稍微放松牵引，使断端能够在折侧相顶，然后利用反折力量纠正骨折重叠或侧方移位。一般经拔伸牵引使周围的软组织紧张，断端间隙增大后，软组织嵌入即可解除，若仍未解除，则可用回旋手法。在接触软组织嵌入时，应避免粗暴手法，因其可能引起神经或血管的损伤。

八、推拿按摩

【手法作用】

用于骨折复位后，调整骨折周围尚有不同程度损伤的软组织，使扭转曲折的肌肉、肌腱，随着骨折复位而舒展通达，尤其是对关节附近的骨折更为重要。

【操作方法】

医者用拇指及食、中指沿骨干周围上下轻轻推理数次，使骨折周围扭曲的肌肉、肌腱等软组织舒展条顺，起到舒筋活络散瘀的作用。

【操作技巧】

操作时手法要轻柔，要按肌肉、肌腱走行方向，由上至下顺骨捋筋。

【注意事项】

切忌用暴力蛮力，手法宜轻柔和缓，以患者可以承受为度，以防矫枉过正。

第三节　脱位复位手法

关节脱位又称"脱臼""脱骱""出髎"。晋代葛洪所著的《肘后备急方》中记载了世界上最早下颌关节脱位的口腔内复位法。唐代蔺道人在《仙授理伤续断秘方》中记载了肩关节脱位椅背复位法、手牵足蹬法。清代胡延光在《伤科汇纂》中记载了"上髎歌诀"。

一、手摸心会

【手法作用】

通过手法触摸伤部，可进一步辨明关节脱位的程度和方向。是半脱位还是全脱位，是前脱位还是后脱位，是新鲜脱位还是陈旧性脱位等，医者做到心中有数，施法时才能有的放矢。

【操作方法】

医者用手仔细触摸，辨明脱位的程度、方向和位置。

【操作技巧】

要求手法先轻后重，由浅入深，从远到近，稳准轻巧，切忌暴力，结合 X 线所示的脱位情况，在头脑中构成一个关节脱位的形象。必要时还可与健侧对比触摸。

【注意事项】

此手法应贯穿脱位整复手法的始终，以便随时了解关节脱位情况，必要时还可与健侧对比触摸。

二、拔伸牵引

【手法作用】

起到"欲合先离，离而复合"的作用，可克服关节周围肌肉因解剖异常与疼痛而引起的痉挛性收缩。关节脱位后，由于周围肌肉痉挛，脱位的骨端被弹性固定在关节外的某个位置上，如不施以牵引则脱位难以纠正。

【操作方法】

操作时助手固定脱位关节的近端，医者握住伤肢的远端做对抗牵引，一般先顺伤肢畸形方向牵引，然后逆伤力方向牵引复位（图 2-66）。在牵引过程中，可同时施行屈曲、伸直、内收、外展及旋转等手法。

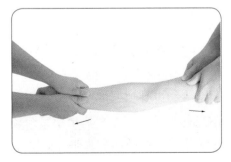

图 2-66　拔伸牵引

【操作技巧】

牵引拔伸力量应由轻到重，轻重适宜，持续稳妥，不可突然用力，避免过度牵引。牵引的方向和力量要根据脱位的部位、类型、方向、程度以及患肢肌肉的丰厚和紧张程度而定。必要时可用布带协助牵引，也可与手拉足蹬法同时进行。

【注意事项】

所施牵引力的大小须以患者肌肉强度为依据，小儿、老年人及女性患者，牵引力不能太大。反之，青壮年男性及肌肉发达患者，牵引力应加大；牵引时要轻重适宜，持续稳妥，一般牵引 3~5 分钟即可实施下步手法；靠器具或机械对躯体或肢体进行牵引，如骨牵引装置、牵引床等，其目的与人力牵引一致，同样也应注意对牵引方向和力量的及时调整；有分离移位的骨折，不能用力拔伸，只需扶持伤肢，在施行其他手法时仍应始终维持一定的牵引力，直至固定妥善。

三、屈曲回旋

【手法作用】

关节脱位后骨折端被撕裂的关节囊、韧带或肌腱组织被卡住或锁住，如单纯施以拔伸牵引，则越牵引脱位越不易纠正，应采用此法缓解肌肉和关节囊的紧张，便于脱位的骨端从原路返回。

【操作方法】

根据脱位的部位、类型，使用屈曲、伸直、内收、外展等手法，缓解某部肌肉和关节囊的紧张，屈伸手法可与收展、旋转回绕手法合用，亦可单独使用（图2-67）。

【操作技巧】

掌握患处关节的构成以及脱位的部位、类型，先顺势牵引，缓解

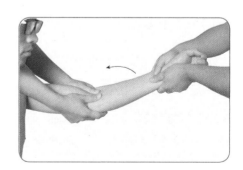

图 2-67　屈曲回旋

患处肌肉和关节囊的紧张，遵循"顺生理，逆病理"，可使脱位的骨端循原路返回而复位。

【注意事项】

采用本法前要仔细分析受伤机制，手法依创伤机制而施。对骨质疏松者，施法时要小心，避免引起骨折。

四、端提挤按

【手法作用】

本手法是联合手法，可以综合使用，也可以单独使用。

【操作方法】

在拔伸牵引的配合下，将脱出的骨端推送至原来的位置（图2-68）。

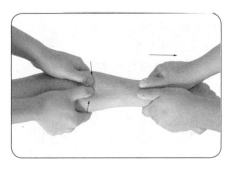

图 2-68　端提挤按

【操作技巧】

操作前应手摸心会，充分了解患处的脱位情况，拔伸应持续有力，必要时可行局部麻醉，松缓患处肌肉痉挛，减轻患者疼痛。

【注意事项】

行手法前应给予充分的拔伸牵引，防止关节囊挛缩，形成嵌顿而影响复位效果。

五、手牵足蹬

【手法作用】

该法力量较大，主要用于肩、膝或肘等大关节脱位的整复。

【操作手法】

以肩关节脱位为例，通常一人操作，患者仰卧于床上，医者立于患侧，双手握住腕部，用足蹬于腋下，足蹬手拉，顺势缓慢均匀用力拔伸牵引，然后在牵引的基础上，将患肢外旋、内收，同时足跟轻轻用力向外顶住肱骨头，即可复位（图2-69）。

【操作技巧】

应在充分对抗牵引的基础上进行，否则非但不能整复脱位，反而容易引起其他损伤。

【注意事项】

要注意对主要受力部位软组织的保护。

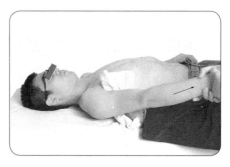

图 2-69　手牵足蹬

六、杠杆支撑

【手法作用】

本法利用杠杆为支撑点，力量较大，适用于难以整复的肩关节脱位或陈旧性脱位。

【操作方法】

采用一根长 1m、直径 4~5cm 的圆木棒，中间部位以棉垫裹好，置于患侧腋窝，两助手上抬，医者双手握住腕部，并外展 40°向下牵引，解除肌肉痉挛，使肱骨头摆脱盂下的阻挡，容易复位（图 2-70）。整复陈旧性关节脱位，外展角度需增大，各方面活动范围亦加大，以松解肩部粘连。

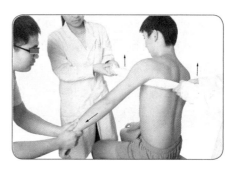

图 2-70　杠杆支撑

【操作技巧】

应在充分对抗牵引的基础上进行，否则非但不能整复脱位，反而容易引起其他损伤。

【注意事项】

本法因支点与牵引力量较大，活动范围亦大，整复前一定要拍 X 线片，了解骨质情况。如有骨质疏松和关节周围严重粘连等其他并发症者应慎用或禁用本手法，并注意勿损伤神经血管。使用本手法时要随时注意患者反应，有疑问即刻停止，或改用他法。

七、摇晃松解

【手法作用】

适用于陈旧性脱位。

【操作方法】

医者在拔伸牵引的基础上，反复旋转摇晃脱位关节，然后进行受伤关节的屈伸、收展等被动活动。活动范围由小至大，力度由轻至重，动作缓慢而稳健，直至脱位关节周围软组织的粘连得以充分松解（图2-71）。

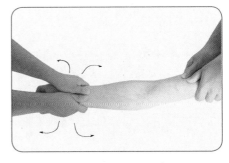

图 2-71　摇晃松解

【操作技巧】

对于陈旧性脱位，因关节囊及关节周围软组织粘连挛缩，手法复位应在适当的麻醉下持续牵引。

【注意事项】

拔伸牵引一定要充分，否则会阻碍关节复位。

第三章

常见骨伤疾病
中医正骨手法
治疗

第一节　常见筋伤和骨关节疾病

一、颈椎病

（一）神经根型颈椎病

【疾病概述】

神经根型颈椎病是颈椎病中最常见的一种，系指颈椎椎间盘退行性改变及其继发性病理改变所导致的神经根受压引起相应神经分布区疼痛、麻木为主要临床表现的总称。

颈椎病是因为颈椎长期劳损、外伤而形成的一种退行性病变。如颈椎的骨赘形成，可在颈椎的前后角及其椎体的边缘部，看到骨质增生和韧带钙化。由于椎间盘的退化，关节边缘的磨损和韧带的劳损、痉挛，可导致颈椎椎间孔、椎间隙变窄，椎体排列失常，而这一切均可形成对附近的神经、血管及各种软组织的压迫。这种压迫可以直接形成症状。

在颈椎病中，由于神经根受压而产生一系列神经根疼痛窜麻等症状，而椎动脉、静脉也可因炎性改变而粘连、固定。

【临床表现】

多数在 30 岁以上发病。起病缓慢，病程长，反复发作。近年来该病有年轻化趋势。颈肩背疼痛可为持续性隐痛或酸痛，亦可为阵发性剧痛。下位颈椎病变可向前臂放射，手指有神经根性分布的麻及疼痛。有时患侧手握力减弱，手中握物有突然掉落的现象。多为单侧发病，也可为双侧发病。有些病例伴有头痛、头晕、视物模糊、耳鸣等症状。颈部发僵、活动受限，当颈部活动或腹压增加时症状加重。

检查时臂丛牵拉试验阳性，即医者一手扶患者患侧头部，另一手握患侧腕部，将其臂外展 60°，两手做相反方向的牵拉，患者上肢出现疼痛麻木；压颈试验阳性，即患者取坐位，头略后伸，稍偏患侧，医者一手托住患者下颌，另一手按患者头顶部缓慢向下压，颈部发生疼痛或放射痛；肱二头肌、肱三头肌肌腱反射早期活跃，久之则反射减退或消失，检查时宜两侧对比。

【治疗手法】

可用轻柔的㨰、按、拿、一指禅推法等手法在枕下、椎旁治疗，使紧张痉挛的肌肉放松，从而加强局部气血运行，为下一步手法治疗创造条件，还可减轻因肌张力增加而造成的对颈部脊柱的牵拉力。待颈部肌肉充分放松后，可采用拔伸推按法和颈椎旋转手法。

拔伸推按法：嘱患者取坐位，医者立于患者一侧前方，用同侧手扶住患者头部，另一手握住患者同侧手2~5指，肘后部顶住患者肘窝部。令患者屈肘，医者一手推按患者头部，另一手向反方向用力，推按6~7次以牵拉臂丛神经，缓解痉挛，松解粘连，通络止痛（图3-1）。

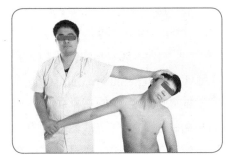

图3-1　拔伸推按法

颈椎旋转手法：嘱患者取坐位，头部稍向前屈，医者一手用拇指推按患椎棘突旁，另一手用肘部托住患者下颌部，向前上方牵引，同时向患侧旋转头部，可闻及弹响。

神经根型颈椎病还可采用颌枕带牵引，其有利于局部病变组织充血和水肿的消退，缓解肌肉痉挛，增宽椎间隙，扩大椎间孔，降低椎间盘内压，从而缓解神经根所受的刺激和压迫，松解神经根与周围组织的粘连。嘱患者取坐位，头部略向前倾，牵引悬重从3kg开始，可增至12kg。每次0.5~1小时，每日1~2次，15天为一疗程。

【手法技巧】

手法操作时，要注意动作轻柔和缓，力度适中，不宜粗暴猛烈地旋转头部，以免发生颈椎的骨折、脱位、椎动脉损伤。牵拉力量不可过大，在患者能耐受的情况下缓慢多次逐渐加大幅度。不宜做颈侧方的推扳手法，以免引起脊髓损伤。牵引时应根据患者性别、年龄、体质强弱、颈部肌肉等情况选择正确的牵引姿势以及牵引强度，牵引后症状加重者，不宜再用。

【注意事项】

注意保暖，避免受凉。注意休息，避免长时间伏案工作。加强颈部功能锻炼，注意睡姿，避免使用过高或过低的枕头。对有动脉硬化的老年患者进行手法操作时，应在 X 线或 MRI 的指导下进行。此外，禁止在麻醉下进行颈部手法操作。

（二）椎动脉型颈椎病

【疾病概述】

椎动脉型颈椎病是颈椎病中最为复杂的一种类型，临床表现变化多端，常有头痛、头晕、猝倒等症状。据统计，此型发病年龄较其他型高，常在 45 岁以上，以 50~60 岁较多见，且随年龄的增大发病率有上升趋势。症状亦随年龄的增大而日益加重。此型颈椎病的发生，主要是由于各种因素破坏了椎动脉和颈椎的正常关系，导致椎动脉的长度超过了颈椎的长度，长则必曲的椎动脉会造成血流缓慢，甚至造成血流中断，同时颈椎骨性病变及瘢痕压迫，椎动脉本身病变，软组织损伤造成交感神经受挤压，引起继发性椎动脉痉挛等病理变化，均可导致本病的发生。

【临床表现】

偏头痛为多发症状，约占 70%，常因头颈部突然旋转而诱发，以颞部为剧，多呈抽痛或刺痛状。一般均为单侧，有定位意义，如双侧椎动脉受累时则表现为双侧症状；迷路症状主要为耳鸣、听力减退及耳聋等，常发生，这是由于内耳动脉血供不全所致；前庭症状多表现为眩晕，其发生、发展及加剧与颈部旋转动作有直接关系；约半数病例出现记忆力减退，往往在椎动脉减压性手术刚结束时，患者即主诉"头脑清楚了"；有些病例出现视力减退、视物模糊、复视、幻视及短暂的失明等，此主要由于大脑枕叶视觉中枢，第三、第四、第五对脑神经核及内侧束缺血所致；精神症状以神经衰弱为主要表现，其中精神抑郁者较多，欣快者较少，多伴有近事健忘、失眠及多梦现象；发音障碍主要表现为发音不清、嘶哑及口唇麻木感等，严重者可出现发音困难，甚至影响吞咽。此主要由于延髓缺血及脑神经受累所致，这种症状更多见于侧索硬化症；猝倒为椎动脉痉挛引起椎体交叉处突然缺血所致，多系突然发作，并有一定的规律性。即当患者在某一体位头颈转动时，突感头昏、头痛，患者立即抱头且双下肢似失控状，身软无力，随即跌倒在地。发作前多无任何征兆，在发作过程中因无意识障碍，所以跌倒后可自行爬起。

检查颈椎棘突有压痛，压颈试验阳性，仰头或转头试验阳性，即头部后仰或旋转时，眩晕、恶心发作或加重。

【治疗手法】

可用轻柔的撩、按、拿、一指禅推法等手法在枕下、椎旁治疗，使紧张痉挛的肌肉放松，从而加强局部气血运行，为下一步手法治疗创造条件，还可减轻因肌张力增加而造成的对颈部脊柱的牵拉力。待颈部肌肉充分放松后，可采用卧位牵引法和坐位旋转法。

卧位牵引法：嘱患者取仰卧位，肩后用枕头垫高，医者坐于床头，右手托住患者枕部，左手托住患者下颌部，将患者头部白枕上拉起，使颈与水平面呈 45°，牵引持续 1~2 分钟（图 3-2）。亦可采用卧位器械牵引。

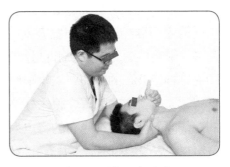

图 3-2 卧位牵引法

坐位旋转法：嘱患者取坐位，以左侧为例，医者站于患者身后，将患者下颌置于右手肘窝处，左手托住患者枕部。在牵引力下先缓慢左右旋转，使肌肉放松，然后使患者头部转向右侧，当转到极限时，在牵引力下突然快速向右侧用力，此时可闻及弹响（图 3-3）。

【手法技巧】

椎动脉型颈椎病宜采取轻重量，从 1.5kg 开始，逐渐增至 4~5kg。牵引时应根据患者性别、年龄、体质强弱、颈部肌肉等情况选择正确的牵引姿势以及牵引强度，牵引后症状加重者，不宜再用。旋转时一定要先向健

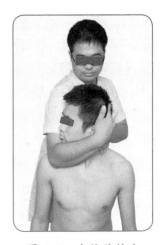

图 3-3 坐位旋转法

侧旋，力作用在患侧，在向患侧旋，松解健侧，整个操作过程都要在牵引的前提下进行。不要刻意追求弹响声，但弹响声是关节松解后必然出现的，声音清脆与否可反映疾病进展程度。

【注意事项】

避免高枕睡眠的不良习惯，高枕使头部前屈，增大下位颈椎的应力，

有加速颈椎退变的可能。注意颈肩部保暖，避免头颈负重物，避免过度疲劳，坐车时不要打瞌睡。对椎动脉型颈椎病，在手法治疗的过程中，注意手法不可过重，以免压迫椎动脉，加重损伤。

（三）交感神经型颈椎病

【疾病概述】

交感神经型颈椎病是由于颈椎退行性病变造成颈部交感神经受刺激而出现的症候群，占颈椎病发病率的 5% 以下。其发病率虽然不高，但症状繁多，影响广泛，包括患侧的上半部躯干、头部、上肢，以及内脏和五官，即交感神经分布的所谓"上象限"区域均可受累，因而可以出现疼痛、感觉异常、血管运动障碍、腺体分泌异常和营养障碍等，特别是内脏和五官的功能障碍。交感神经痛的特点为酸困，有压迫感和灼痛、钝痛，产生部位深在，界限模糊不清，并有弥漫性扩散，而不沿神经干的路线传导。

实际上交感神经受刺激不是单独存在的，颈椎的退变，颈椎生理曲线的改变，小关节的错位，椎间不稳，钩椎关节及椎体的骨赘形成等造成的创伤性反应都可造成椎动脉、硬膜、后纵韧带、关节囊等部位交感神经末梢受刺激和压迫，通过脊髓或脑–脊髓反射而出现一系列的症状。

【临床表现】

枕后痛，偏头痛，头重头晕，神倦疲乏；颈部棘突、横突、颈肌均可出现压痛；眼眶痛、眼球酸痛，视物模糊，眼干涩；咽部异物感，咽喉疼痛，鼻干鼻塞，耳鸣，听力下降，面部、上肢、下肢可出现一侧出汗，另一侧无汗；面部潮红，四肢发冷、麻木不舒、浮肿，项背灼热，颈背寒冷不温等。有的病例可出现心脏病症状：心率异常，心动过速、过缓，心前区疼痛，出现"假性心绞痛"，常被误诊为冠心病，但心电图在正常范围。有的患者可出现血压异常、不稳定，24 小时变化极大，时高时低。女性患者可出现月经异常、经闭、量多，症状在经期加重，出现少腹痛、烦躁不安等症。还有些患者出现胃肠功能紊乱：腹胀少食，便秘，腹泻。交感神经型颈椎病易与椎动脉型颈椎病的症状相混淆，临床上多以混合型颈椎病加以诊断。

【治疗手法】

可用轻柔的揉、按、拿、一指禅推法等手法在枕下、椎旁治疗，使紧张痉挛的肌肉放松，从而加强局部气血运行，为下一步手法治疗创造条件，还可减轻因肌张力增加而造成的对颈部脊柱的牵拉力。待颈部肌肉充分放松后，可采用卧位牵引法和坐位旋转法。

卧位牵引法：嘱患者取仰卧位，肩后用枕头垫高，医者坐于床头，右手托住患者枕部，左手托住患者下颌部，将患者头部自枕上拉起，使颈与水平面呈45°，牵引持续1~2分钟（图3-2）。亦可采用卧位器械牵引。

坐位旋转法：嘱患者取坐位，以左侧为例，医者站于患者身后，将患者下颌置于右手肘窝处，左手托住患者枕部。在牵引力下先缓慢左右旋转，使肌肉放松，然后使患者头部转向右侧，当转到极限时，在牵引力下突然快速向右侧用力，此时可闻及弹响（图3-3）。

【手法技巧】

交感神经型颈椎病宜采取轻重量，从1.5kg开始，逐渐增至4~5kg。牵引时应根据患者性别、年龄、体质强弱、颈部肌肉等情况选择正确的牵引姿势以及牵引强度，牵引后症状加重者，不宜再用。旋转时一定要先向健侧旋，力作用在患侧，再向患侧旋，松解健侧，整个操作过程都要在牵引的前提下进行。不要刻意追求弹响，但弹响是关节松解后必然出现的，声音清脆与否可反映疾病进展程度。

【注意事项】

该型颈椎病平时应注意保暖，采用圆枕睡眠：圆枕的软硬要适度，中间稍凹陷，仰卧位时头颈部枕上后应高低合适，以稍稍限制头部向左右旋转，侧卧位时力求颈脊柱不形成侧弯，以避免其过分前屈或后伸。该型颈椎病，尤其当椎管狭窄时，不可采用后仰的动作。

二、落枕

【疾病概述】

落枕又称失枕，是一种常见的颈项部软组织损伤性疾病，因睡醒后出现颈项部酸痛、活动不利等症状。主要是因为睡眠姿势不良，使颈项部长时间处于过度扭转状态；或睡眠时枕头过低、过高、过硬，使颈项长时间处于过伸位或过屈位。其损伤性质为静力性损伤，即颈项部肌肉长时间过度紧张，就会发生落枕，而非突发性的损

伤。中医学认为，平素身体衰弱，气血不足或运行不畅，筋肉缺乏锻炼，舒缩活动失调，复感受风寒之邪，风寒客于颈项部肌肉，致使经络不舒，气血凝滞而痹阻不通，僵直疼痛而致本病。本病多见于青壮年，男多于女，春冬两季发病率较高。本病起病较快，病程短，多在1周内自行痊愈，但易于复发。

【临床表现】

一般无外伤史，多因睡眠姿势不良或感受风寒后所致。急性发病，多数患者在晨起时突然感觉颈项部疼痛不适，出现一侧颈部疼痛、酸胀，头部被迫采取强迫体位，不能自由转动，俯仰也感困难。活动时患侧胀痛加剧，严重者使头部歪向病侧。患侧常有颈肌痉挛，胸锁乳突肌、斜方肌、大小菱形肌及肩胛提肌等处压痛和僵直，在肌肉紧张处可触及肿块和条索状改变。由外感风寒所致者，患者有恶风怕冷感，风寒刺激后症状加重。严重者可向肩背部或一侧上臂放射。

【治疗手法】

（1）嘱患者取坐位，医者站于患者背后，先用小鱼际在患者颈项部和肩胛部肌肉上依次按揉10~15分钟，然后医者用拇指和余指提拿颈项部酸痛僵硬处，重复操作5~10次（图3-4）。

（2）嘱患者放松颈项部肌肉，医者双手拇指置于枕骨乳突处，余指托住患者下颌，使颈部前倾，下颌内收，双前臂压住患者的肩部，双腕用力向上提起牵引颈椎，并缓慢地左右旋转头部5~10次，以活动颈椎小关节（图3-5）。

（3）保持牵引力，左手拇指沿一侧胸锁乳突肌或痉挛肌肉自上而下做快速揉捻，同时将患者头部向对侧缓慢旋转，当颈部肌肉充分放松，且左右旋转均达极限时，用力将患者下颌向一侧做稳妥斜扳，可听到颈部关节的弹响（图3-6），最后以颈部散法结束治疗。

【手法技巧】

提拿时手指与肌腹垂直，一提一松，双手或单手交替进行，以免手部过于劳累。手法强度以患者感到患处酸胀、微痛为宜。当运用扳法时，动作要轻柔，用力要适当，以免加重疼痛和损伤。牵引时双手拇指一定要放在枕骨乳突处，托住患者下颌的四指不要压迫咽喉部，动作要轻柔和缓，沉稳连贯，换手时牵引力不能松，要一气呵成。

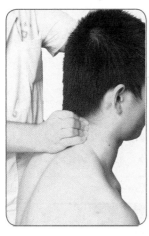 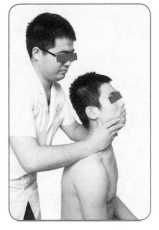 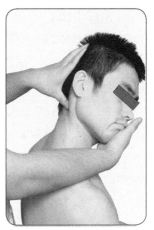

图 3-4　落枕治疗手法 1　　图 3-5　落枕治疗手法 2　　图 3-6　落枕治疗手法 3

【注意事项】

睡枕要合适，避免受风寒。手法旋转颈部时要轻柔，切忌粗暴，在做扳法时，要有上级医师在旁指导。可配合理疗、外擦活血舒筋药水以求速效。若反复发生落枕，可导致颈椎病。

三、颈部扭挫伤

【疾病概述】

因各种暴力使颈部过度扭转，或受暴力打击使颈部软组织损伤，出现颈部肌肉、韧带痉挛疼痛、活动受限为主要表现的疾病，称为颈部扭挫伤，中医学称之为"颈部伤筋"。本病主要是由于外力作用在颈部，造成颈部肌筋损伤，伤及脉络，气血阻滞，筋脉不通，筋位失常所致。临床中损伤部位好发于胸锁乳突肌、斜方肌上部、斜角肌、颈夹肌及头长肌等，尤其以胸锁乳突肌及斜方肌上部多见。治宜活血化瘀，舒筋止痛。

【临床表现】

有明确的颈部损伤史。损伤较轻者仅出现疼痛，无明显肿胀；损伤较重者除有局部疼痛的症状外，还可出现局部肿胀。颈部活动受限，颈部呈僵直状，因颈部肌肉痉挛，头颈僵直而固定在某一特定的姿势上，或向左侧偏，或向右侧偏。

【治疗手法】

（1）嘱患者取坐位，医者站于患者背后，先用小鱼际在患者颈项部和肩胛部肌肉上依次按揉10~15分钟，然后医者用拇指和余指提拿颈项部酸痛僵硬处，重复操作5~10次（图3-4）。

（2）嘱患者放松颈项部肌肉，医者双手拇指置于枕骨乳突处，余指托住患者下颌，使颈部前倾，下颌内收，双前臂压住患者的肩部，双腕用力向上提起牵引颈椎，并缓慢地左右旋转头部5~10次，以活动颈椎小关节（图3-5）。

（3）保持牵引力，右手拇指沿一侧胸锁乳突肌或痉挛肌肉自上而下做快速揉捻，同时将患者头部向对侧缓慢旋转（图3-7），最后以颈部散法结束治疗。

【手法技巧】

提拿时手指与肌腹垂直，一提一松，双手或单手交替进行，以免手部过于劳累。手法强度以患者感到患处酸胀、微痛为宜。牵引时双手拇指一定要放在枕骨乳突处，托住患者下颌的四指不要压迫咽喉部，动作要轻柔和缓，沉稳连贯，换手时牵引力不能松，要一气呵成。

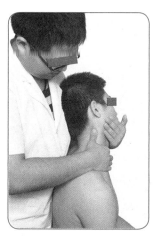

图3-7 颈部扭挫伤
治疗手法

【注意事项】

首先应排除颈椎骨折、脱位后，才可施用上述手法，切忌盲目治疗，以免加重损伤。颈项部施用推拿手法时，手法宜轻柔，切忌粗暴，以免损伤颈项部脊髓而造成截瘫。可配合一些理疗及外擦正红花油等。

四、项韧带劳损与钙化

【疾病概述】

项韧带劳损与钙化较常见，也是颈肩疼痛的常见原因之一，多见于成年人。项韧带是棘上韧带的一部分，脊柱各棘突后端以棘上韧带相连，自上而下纵行，上起于枕外粗隆，下终止于骶中嵴。此韧带在颈项部特别发达，增粗增厚，由枕外粗隆至第7颈椎棘突。项韧带除了参与维持脊柱的稳定外，头部屈伸也需要项韧带协助。项韧带钙化是引起老年人颈后部疼痛的常见疾病，其原因可在项韧带慢性损伤的基础上形成，也可由急性外伤后未经积极治疗或治疗方法不当而转为慢性。

【临床表现】

颈后僵硬酸胀，严重时出现疼痛，但很少向头部或肩臂放射，扭转颈部时常可感觉到或听到弹响声，平素喜欢用力活动颈项以求缓解症状。过度屈曲或后伸颈部疼痛加剧。项韧带分布区及附着点有压痛。

【治疗手法】

可用轻柔的揉、按、拿、一指禅推法等手法在枕下、椎旁治疗，使紧张痉挛的肌肉放松，从而加强局部气血运行，为下一步手法治疗创造条件，还可减轻因肌张力增加而造成的对颈部脊柱的牵拉力。待颈部肌肉充分放松后，可采用牵引揉捻法。

（1）嘱患者取坐位，医者双手拇指置于枕骨乳突处，余指托住患者下颌，使颈部前倾，下颌内收，双前臂压住患者的肩部，双腕用力向上提起牵引颈椎，并缓慢地左右旋转头部5~10次，以活动颈椎小关节（图3-8）。

（2）保持牵引力，做头部的前屈后伸运动，之后医者左手托住患者下颌，右手拇指沿一侧胸锁乳突肌或痉挛肌肉自上而下做快速揉捻，同时将患者头部向对侧缓慢旋转（图3-7），以颈部散法结束治疗。

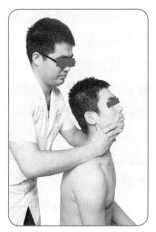

图 3-8　项韧带劳损与钙化治疗手法

【手法技巧】

提拿时手指与肌腹垂直，一提一松，双手或单手交替进行，以免手部过于劳累。手法强度以患者感到患处酸胀、微痛为宜。牵引时双手拇指一定要放在枕骨乳突处，托住患者下颌的四指不要压迫咽喉部，动作要轻柔和缓，沉稳连贯，换手时牵引力不能松，要一气呵成。

【注意事项】

要选用合适的枕头，一般枕高约为肩宽（两肩峰距离）的1/3。熟睡后颈肩部肌肉放松，枕头过高仅支托后头部，则颈部悬空而呈屈曲状，可加重颈项肌肉的痉挛、劳损，不利于项韧带损伤的恢复。可短期佩戴合适的颈托，对颈项部加以保护。

五、颈椎间盘突出症

【疾病概述】

颈椎间盘突出症是指膨出的纤维或突出的髓核刺激或压迫其后方的软组织，特别是脊髓与脊神经，从而引起一系列临床症状与体征的一种常见病症。本病是临床常见的脊柱病变，仅次于腰椎间盘突出。本病多见于20~40岁的青壮年，男性发病多于女性，农村发病多于城市。由于下位颈椎活动多，因此第5~7颈椎易发病。

【临床表现】

有头颈部外伤史或无明显外伤史；根据椎间盘向椎管内突出的位置而有不同的临床表现。

侧方突出型：颈脊神经根受到刺激或压迫，表现为单侧的根性症状。轻者出现颈脊神经支配区（即患侧上肢）的麻木感，重者可出现受累神经节段支配区的剧烈疼痛，如刀割样或烧灼样，同时伴有针刺样或过电样窜麻感，疼痛症状可因咳嗽而加重。此外，尚有痛性斜颈、肌肉痉挛及颈部活动受限等表现，尚可出现上肢发沉、无力、握力减退、持物坠落等现象。

旁中央突出型：有单侧神经根及单侧脊髓受压的症状。除有侧方突出型的表现外，尚可出现不同程度的单侧脊髓受压的症状，表现为病变水平以下同侧肢体肌张力增加、肌力减弱、腱反射亢进、浅反射减弱，并出现病理反射，可出现触觉及深感觉障碍；对侧则以感觉障碍为主，即有温度觉及痛觉障碍，而感觉障碍的分布多与病变水平不相符合，病变对侧下肢的运动功能良好。

中央突出型：此型无颈脊神经受累的症状，表现为双侧脊髓受压。早期症状以感觉障碍为主或以运动障碍为主，晚期则表现为不同程度的上运动神经元或神经束损害的不全痉挛性瘫痪，如步态笨拙、活动不灵、走路不稳，常有胸、腰部束带感，重者可卧床不起，甚至呼吸困难，大、小便失禁。

体格检查可发现被动活动颈部或从头部向下做纵轴方向加压时均可引起疼痛加重，受累神经节段有运动、感觉及反射的改变，神经支配区域相应肌力减退和肌肉萎缩等表现。X线片可观察到：颈椎生理弧度减小或消失；年轻或急性外伤性突出者，椎间隙可无明显异常，但年龄较大者，受累椎间隙可有不同程度的退行性改变；椎前软组织阴影在急性过伸性损伤所致的椎间盘突出中可见增宽；颈椎动力摄片上有时可显示受累节段失稳。

【治疗手法】

可用轻柔的摖、按、拿、一指禅推法等手法在枕下、椎旁治疗，使紧张痉挛的肌肉放松，从而加强局部气血运行，为下一步手法治疗创造条件，还可减轻因肌张力增加而造成的对颈部脊柱的牵拉力。待颈部肌肉充分放松后，可采用扳法或椎间盘回纳法。

扳法：嘱头部略前屈，两手分别托住下颌部及枕部，左右摇晃颈部数次，趁患者不备之际，急速加大旋转，左右各1次，可闻及弹响声（图3-9）。然后按揉颈部肌肉。

椎间盘回纳法：以左侧突出为例，嘱患者取坐位、头前屈，医者立于患者左后侧，两前臂放于患者双肩上，两手托住患者下颌做对抗牵引，以左手肘部环抱患者下颌，在牵引的同时，右拇指深压突出间隙之椎旁压痛点，再后伸颈部（图3-10）。

【手法技巧】

手法操作时，要注意动作轻柔和缓，力度适中，不宜粗暴猛烈地旋转头部，以免发生颈椎的骨折、脱位、椎动脉损伤。

【注意事项】

可配合理疗增强效果；坐车时系好安全带，以免急刹车造成本病；避免

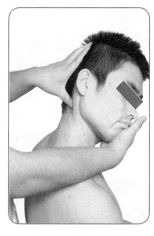

图3-9　扳法治疗

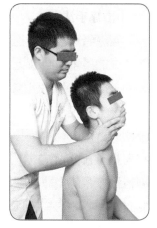

图3-10　椎间盘回纳法
　　　　治疗

颈部过伸；注意颈部保暖，避免潮湿和阴冷；避免头部长时间固定在一个姿势；采用正确的睡眠姿势，保证充足的睡眠。

六、肩胛提肌损伤

【疾病概述】

肩胛提肌损伤是临床上一种常见的颈肩部疾病，多由突然动作造成损伤或由于长期低头伏案，积久劳损所致。多数被含糊地诊断为颈部损伤，或背痛、肩胛痛；亦或被诊断为颈椎病或肩周炎等。大多由突然性动作造成损伤。上肢突然过度后伸，使肩胛骨上提和向内上方旋转，肩胛提肌突然强烈收缩，由于肩胛骨周围软组织的影响，使肩胛骨与肩胛提肌不能同步运动，而造成肩胛骨脊柱缘的内上角肩胛提肌附着处的损伤。大多发生在上 4 个颈椎横突处（肩胛提肌的起点处），且损伤处瘢痕变性较明显。

【临床表现】

以中老年发病常见，多数为单侧发病，少数为双侧同时发病。病程多缓慢，急性起病者少见。病久者可同时伴有颈肩部其他软组织损伤。患者自觉颈根部有钝痛、酸沉等不适感，可向头颈部或肩背部放射，重者可有活动受限。双侧发病者颈活动受限较明显，尤以前屈为著。于肩胛骨内上角可查得压痛点，多伴有硬结和条索状反应物，部分人有剥离感。

【治疗手法】

嘱患者取坐位，医者立于患者身后，一手掌根置于患侧肩胛提肌起始部形成的条索样结节上，另一手扶住患者对侧肩部。医者在患处按揉 10~15 分钟以放松紧张的肌肉。

患者往往获得非常舒适之感觉，继之将施治部位移向下颈外侧，在颈外侧肌群中，运用提捏手法，由内向外将僵紧的肌腹提捏 5~10 分钟，然后将拇指置于肩胛内上角内侧，以点按、弹拨法对肩胛提肌止点附着的筋膜施行治疗，该点非常敏感，宜运用较轻的手法，以免产生严重的后遗感（图 3-11）。对于合并其他颈肌劳损者，应同时给予适当的兼治。最后以颈肩部散法结束治疗。

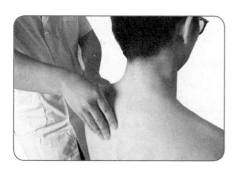
图 3-11　肩胛提肌损伤治疗手法

【手法技巧】

运用揉法操作时腕关节放松，前臂有推旋动作，在吸定的基础上带动皮下组织，要由轻到重，不要在皮肤表面摩擦移动。

【注意事项】

在治疗的同时应注意纠正工作姿势、调整工作强度，注意颈肩部保健和运动锻炼。

七、冈上肌综合征

【疾病概述】

冈上肌综合征是指由外伤、劳损、受凉等原因，引起冈上肌损伤所出现的一系列症候群。冈上肌起始部损伤，慢性期疼痛较剧烈，其一因为肩胛上神经止于冈下窝，冈下肌起始部，神经末梢较多，且敏感；其二因为冈下肌在起始部损伤多较重。随着时间的延长，瘢痕粘连较重，挤压神经末梢也较严重。

【临床表现】

肩痛、肩臂痛、肩颈痛，可牵涉拇指，为酸胀痛，亦可为麻痛、酸痛，肩部活动受限，主要是臂上举不完全，手后伸摸背困难。有麻木感，但无感觉障碍。冈下窝处有激痛点（相当于天宗穴）。病程长且反复发作的患者在相当于天宗穴处可触及块状或条索状物，压痛明显，可向患肢尺侧放射。

【治疗手法】

（1）嘱患者取坐位，医者站于患侧，先以揉捻法、擦法等手法放松颈肩部肌肉 10~15 分钟。然后医者一手握腕，一手拿肩，四指在前，拇指在后，拔伸上肢的同时在牵引下环转肩部 6~7 次（图 3-12）。

（2）嘱患者屈肘，医者拇指在患处揉捻 5~10 分钟。之后将患肢向斜上方拔直，同时另一手掌根部在患处揉按（图 3-13）。患者向上抬肩并屈肘，医者用拇指继续在患处揉捻。拔直上肢，拇指在患处揉捻。操作时以患者能耐受为度，以肩部散法放松患处结束治疗。

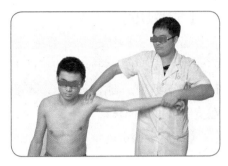 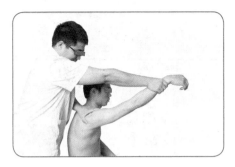

图 3-12　冈上肌综合征治疗手法 1　　　图 3-13　冈上肌综合征治疗手法 2

【手法技巧】

使用㨰法时应半握拳，肘关节处于半伸直状态，作用力在深部。摇肩一定要在牵引力下进行，揉捻时要找到阳性反应点，即条索、硬节等，并在患处进行操作，以期舒筋活血，松解组织粘连。

【注意事项】

在治疗过程中注意动静结合，制动时间不宜太长，要早期练功，但应在无疼痛范围内做有规律的训练，外展活动至引起疼痛为限，争取及早恢复功能。

八、腰椎间盘突出症

【疾病概述】

腰椎间盘突出症属于中医学"腰痛""腰腿痛"范畴，是指始发于椎间盘的损伤、破裂、突出或退行性病变的基础上，产生椎间盘和相应椎间关节及其附属组织的一系列的病理变化，由此引起腰伴下肢放射性疼痛的临床症候群。

腰椎间盘突出症的内在因素，主要是腰椎间盘的退行性病变；外在因素，主要是外伤、劳损等。由于内外因素的原因，使椎间盘的纤维环破裂，髓核组织从破裂处突出，使周边的神经、骨髓等受刺激或压迫，产生腰痛、一侧或两侧下肢疼痛、麻木等症状。

【临床表现】

腰椎间盘突出症的患者可因年龄、性别、患病时间及髓核突出的部位、大小、病程长短、个体差异不同表现出各种各样的临床症状。最多见的症状为疼痛，可表现为腰背痛、坐骨神经痛，典型的坐骨神经痛表现为由臀部、大腿后侧、小腿外侧至跟部或足背的放射痛。以持久性的疼痛为常见。

【治疗手法】

嘱患者取俯卧位，医者先以滚法沿脊柱两侧自上而下数次放松骶棘肌，力度适中，侧重腰部肌肉的放松；继以大鱼际或掌根循两侧足太阳膀胱经反复按揉3次，再以双手叠掌，掌根自胸腰椎督脉向下逐次按压，以患者能耐受为度。当腰部肌肉放松后，可采用拔伸抖按、屈髋屈膝、伸膝蹬空、三扳法等手法。

拔伸抖按法： 嘱患者取俯卧位，一助手握住患者两侧腋下部，一助手握住患者两足踝部，分别在两端做拔伸牵引，令足踝部助手向上抖动15~20次，医者双手掌根按于腰骶部，随抖动起伏而按压（图3-14）。

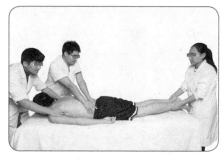

图 3-14 腰椎间盘突出症治疗手法 1

屈髋屈膝法： 嘱患者取仰卧位屈髋屈膝，医者两手扶患者双膝关节做正反方向环转后用力下按，尽量使膝关节贴近胸部（图3-15），然后将患肢由屈髋屈膝位拉向伸直位，反复3次（图3-16）。

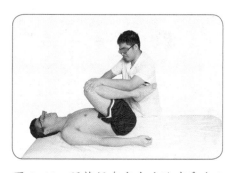

图 3-15 腰椎间盘突出症治疗手法 2

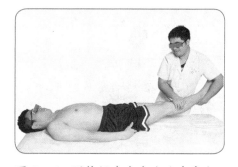

图 3-16 腰椎间盘突出症治疗手法 3

伸膝蹬空法： 嘱患者取仰卧位，医者一手托住患者小腿，一手置于患者膝关节上方保护膝部。令患者屈髋屈膝，医者使髋、膝关节伸直，在向上提拔力量下做伸屈髋、膝关节动作6~7次，幅度由小到大，以患者能忍受为度（图3-17、图3-18）。

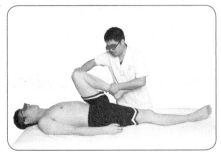

图 3-17　腰椎间盘突出症治疗手法 4

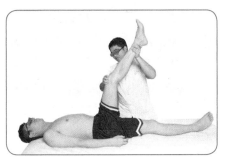

图 3-18　腰椎间盘突出症治疗手法 5

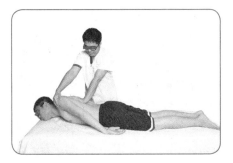

图 3-19　腰椎间盘突出症治疗手法 6

三扳法：包括扳肩推背、扳腿推腰、扳肩推臀。嘱患者取俯卧位，医者立于一侧，右手扳起患者肩部，左手在腰背部患处轻推、轻拉 3 次，如拉弓状（图 3-19）；左手扳起患者大腿，右手在腰部患处轻推、轻拉 3 次（图 3-20）；患者侧卧，上侧腿屈髋屈膝，自然放松，下侧腿伸直。医者一手向后扳肩，一手向前推臀，扳推数次后，使患者放松，医者逐渐加大角度，当有固定感时，突然发力，可闻及弹响（图 3-21）。

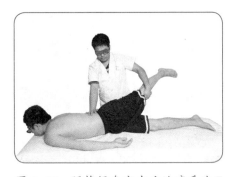

图 3-20　腰椎间盘突出症治疗手法 7

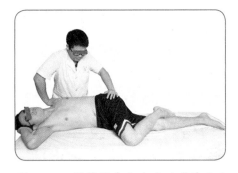

图 3-21　腰椎间盘突出症治疗手法 8

【手法技巧】

在牵引下抖动，幅度要小，速度要快，抖腰力量要大。运用伸膝蹬空法操作时一定要保护好膝关节。在患者伸屈的同时稍加一点力量，以便患者加大伸展幅度；运用三扳法时不可用暴力，操作时宜轻巧柔和，在做扳肩推臀法时要懂得借力。

【注意事项】

腰椎间盘突出症患者首先要注意改变生活方式，不适宜穿带跟的鞋，日常生活中应多睡硬板床，睡硬板床可以减少椎间盘承受的压力。不要做高强度的剧烈运动，也不要过度运动。注意腰部保暖，特别是初冬季节，应早穿保暖衣裤，避免腰部受风、寒、湿、冷的刺激，经常做腰部热敷、热浴等温热的物理治疗。坚持腰背肌锻炼，加强腰背部及腹部肌肉力，患者在治疗的过程中，注意日常的保健和锻炼，会使身体康复得更快。

九、第三腰椎横突综合征

【疾病概述】

第三腰椎横突综合征属于中医学"腰痛"范畴，其详细的发病机制还不清楚，以积累性损伤引起的急慢性肌筋膜腰痛为表现，系常见的软组织疼痛性疾病。创伤反应、血肿粘连、瘢痕挛缩、筋膜变厚等，致使腰神经后外侧支在穿过病变部位时受到"卡压"，第三腰椎横突特别长，且呈水平位伸出是其特征。第三腰椎正位于腰椎生理前凸的顶点，为承受力学传导的重要部位，且横突上有腰大肌和腰方肌的起点，亦有腹横肌、背阔肌的深部筋膜附着于其上。此外，还有一些小的肌肉附着，腰部和腹部肌肉强力收缩时，此处受力最大，易致附着的肌肉撕裂损伤，因损伤后激发的无菌性炎症，使邻近神经发生纤维变性，引起第三腰椎横突综合征。此病尤以青壮年多见，大多数患者都有损伤史，与腰部活动范围广、负重多有关，特别是经常弯腰或突然扭转；动作不协调时则更易发生。

【临床表现】

本病主要症状为腰部疼痛（弯腰时疼痛多呈持续性加重），疼痛因人而异，有的疼痛非常剧烈，有的则为持续性钝痛，疼痛的性质，一般是牵扯样的，也有呈酸困状的，疼痛往往在久坐、久站或早晨起床以后加重，症状重的还有沿大腿向下放射的疼痛，可至膝面以上，极少数病例疼痛可延及小腿的外侧，但并不因腹压增高（如咳嗽、喷嚏等）而加重疼痛。于第三腰椎横突尖端有明显的压痛，定位固定，是本综合征的特点。有的病例可扪及第三腰椎横突较长，其尖端处可触及活动的肌肉痉挛结节（于臀中肌的后缘及臀大肌的前缘相互交接处可触及隆起的索条状物并有明显的触压痛）。

查体直腿抬高试验可为阳性，但直腿抬高足背伸试验阴性。

【治疗手法】

（1）嘱患者取俯卧位，医者先以揉法沿脊柱两侧自上而下数次放松骶棘肌，力度适中，侧重腰部肌肉的放松（图3-22）。

（2）继以大鱼际或掌根循两侧足太阳膀胱经反复按揉3次，再以双手叠掌，掌根自胸腰椎督脉向下逐次按压，以患者能耐受为度。

（3）当腰部肌肉放松后，可采用弹拨法（图3-23）。即医者以两手拇指于第三腰椎横突尖端部由外向内做与纤维性硬节垂直方向的反复弹拨，拨动时应由浅入深，由轻到重，以患者能耐受为度。然后用掌根在局部做按揉松解，以腰背部摩法、散法结束治疗。

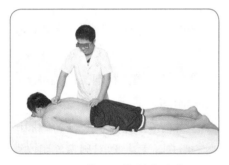
图3-22　第三腰椎横突综合征治疗手法1

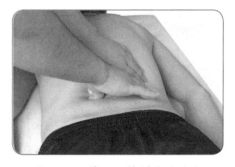
图3-23　第三腰椎横突综合征治疗手法2

【手法技巧】

弹拨时用力要由轻至重，不要在皮肤表面摩擦移动。临床操作时可根据患者的体形选择拇指弹拨或肘尖点拨。

【注意事项】

对于腰部急性损伤要及时医治；注意纠正不良姿势，避免长时间站、坐及弯腰提重物；佩戴腰围，保护腰部；宜睡硬板床；注意腰部保暖，避免受风寒刺激。

十、急性腰部扭挫伤

【疾病概述】

急性腰部扭挫伤是指腰部肌肉、筋膜、韧带等软组织因外力作用而突然使腰部活动范围过大，超过了腰部正常活动范围，过度牵拉而引起的急性撕裂伤，导致血脉凝滞，经络痹阻，从而剧痛而不能转侧，属于中医学"闪腰""岔气"范畴。临床以有扭伤史、被迫体位、剧烈腰痛、弯腰行动受限、肌肉痉挛为特点。多发于青壮年男性，体力劳动者多见，亦可见于平素缺乏体育锻炼的人群。

【临床表现】

有明显腰部扭伤史，伤后立即出现腰部一侧或两侧剧烈疼痛，多为持续性，可牵掣臀部及下肢疼痛，活动时加重，休息时亦不能缓解，病情严重者腰部活动受限不能转侧，不能翻身或直弯腰，在咳嗽、喷嚏、大声说话或腹部用力时可使疼痛加剧。检查可发现有如下情况。

（1）早期有明显的局限性压痛点，一般压痛点就是损伤部位，是对于疼痛的一种保护性反应，多数患者有腰部肌肉痉挛，多发生在骶棘肌和腰背筋膜，可伴牵扯性下肢疼痛，继而又可引起脊柱生理性曲线的改变，多表现为不同程度的脊柱侧弯。

（2）新伤局部微肿、肌肉压痛，表示伤势较轻；如红肿、疼痛较甚，关节屈伸不利，表示伤势较重。陈伤一般肿胀不明显，常因风寒湿邪侵袭而反复发作。

（3）腰部有明显的疼痛部位及局限性压痛点，腰背痛伴有腰肌紧张与脊柱侧弯，或牵扯性下肢疼痛。若是韧带损伤，在腰前屈时疼痛明显或加重，伸腰时无显著改变。若是肌肉和筋膜损伤，转动伸屈腰部时均可使疼痛加重。在前屈姿势下旋转腰部，若活动受限或疼痛增剧，则系腰椎小关节的损伤。

（4）X线片检查多无明显异常提示。

【治疗手法】

医者先以㨰法、指揉法、掌揉法、按压法、掌推法、摩法、散法等手法放松腰背部肌肉。

（1）前屈功能障碍者，患者双足分开与肩同宽，医者站于患者身后，双手穿患者腋下环抱于患者少腹部（图 3-24）。令患者尽量向前弯腰（图 3-25），再嘱患者缓慢后伸，轻靠于医者身上，全身放松，医者用力将患者抱起并向上抛出（图 3-26），待其双足落地时医者双手前伸至患者腋下进行保护，以防患者摔倒（图 3-27）。

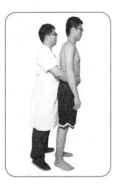 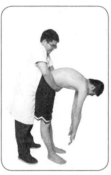 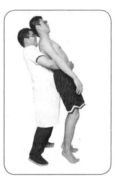 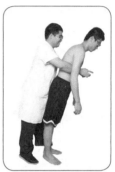

图 3-24　急性腰部　图 3-25　急性腰部　图 3-26　急性腰部　图 3-27　急性腰部
扭挫伤治疗手法 1　扭挫伤治疗手法 2　扭挫伤治疗手法 3　扭挫伤治疗手法 4

（2）后伸功能障碍者，患者站于床前，双足分开与肩同宽，双手扶住床边。医者站于患者一侧，一手放于患者腹部，一手按在患处（图 3-28）。将腰部环转摇晃 6~7 次，当腰部放松后，放在腹部的手向后推，使腰部前屈，再快速使腰前伸，同时置于患处的手向前用力点按后揉按患处（图 3-29）。

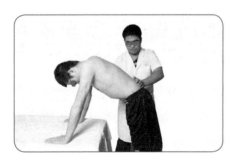 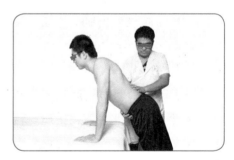

图 3-28　急性腰部扭挫伤　　　　　图 3-29　急性腰部扭挫伤
　　治疗手法 5　　　　　　　　　　　治疗手法 6

（3）侧弯功能障碍者，患者取站立位，以伤在左侧为例，医者并排立于患者右侧，双足分开，从其身后揽住腰部，并用右手握住患者右腕部，使其右臂搭于医者肩上（图 3-30）。令患者身体放松，医者身体向右侧屈，用大力将患者提起。之后医者腰部用力，迅速将患者向左斜上方抛出，并用双手推按患者右髋部，使其自由下落（图 3-31、图 3-32）。

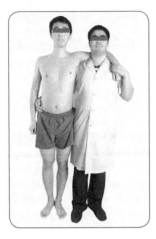 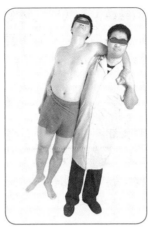 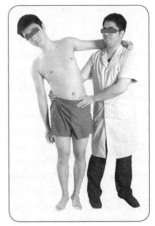

图 3-30　急性腰部扭挫
伤治疗手法 7

图 3-31　急性腰部扭挫
伤治疗手法 8

图 3-32　急性腰部扭挫
伤治疗手法 9

【手法技巧】

抱起时一定嘱患者全身放松，抛出时可有助手从旁保护，以防患者跌倒。晃腰时手法要轻巧柔和，借力使力。将患者抛出时尽量向高处抛，推按的双手要出手迅速，在患者落地前推之，旁边需有助手保护，以防患者跌伤。

【注意事项】

受伤后适当限制扭伤局部的活动，避免加重损伤；运动宜适度，避免再度扭伤；扭伤早期应配合冷敷止血，然后予以热敷，以助消散；注意休息，重者需休息 2~3 周。初期宜睡硬板床，对恢复有一定帮助；局部要注意保暖，避免风寒湿邪的侵袭；掌握正确的劳动姿势，如扛、抬重物时要尽量让胸、腰部挺直，髋膝部屈曲，起身应以下肢用力为主，站稳后再迈步，搬、提重物时，应取半蹲位，使物体尽量贴近身体；尽量避免弯腰性强迫姿势工作时间过长。

十一、腰肌劳损

【疾病概述】

腰肌劳损是指腰部肌肉及其附着点筋膜甚至骨膜的慢性损伤性炎症，属于中医学"腰痛"范畴，是腰腿痛中最常见的疾病，又称为功能性腰痛、慢性下腰劳损等。腰部受力最集中，长期反复发作的腰背部疼痛，呈钝性胀痛或酸痛不适。病因病机为寒湿外袭，阻滞腰络；或跌打损伤，气血瘀滞；或肾精亏虚，腰府失养。腰痛在腰脊正中部，为督脉病证；疼痛部位在腰脊两侧，为足太阳经病证。

【临床表现】

（1）腰骶部一侧或两侧酸痛不舒，时轻时重，缠绵不愈。酸痛在劳累后加剧，休息后减轻，并与天气变化有关。

（2）腰部活动基本正常，偶有牵掣不适感，不耐久坐久站，不能胜任弯腰工作。

（3）弯腰稍久，便直腰困难。患者多有长期腰痛史，且反复发作。急性发作时，症状明显加重，重者出现腰脊柱侧弯、下肢牵掣作痛等症状。

（4）腰部有压痛点，多在骶棘肌处，髂骨脊后部、骶骨后骶棘肌止点处或腰椎横突处。

（5）腰部外形及活动多无异常，也无明显腰肌痉挛，少数患者腰部活动稍受限。

【治疗手法】

腰肌劳损的根本性治疗有一定的难度，但手法治疗可很大程度地改善症状。医者先沿督脉和膀胱经两侧线做㨰推法 10~15 分钟，寻找腰背部僵硬的肌肉、结节、条索以及压痛点等阳性反应处行按揉手法和局部弹拨法，待揉开或拨开条索、硬解后，以拍打法、散法等手法放松腰背部肌肉结束治疗（图 3-33、图 3-34、图 3-35）。

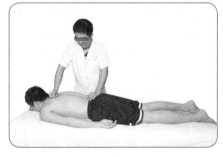

图 3-33　腰肌劳损治疗手法 1

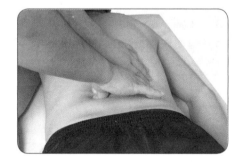

图 3-34　腰肌劳损治疗手法 2

【手法技巧】

操作时腕关节放松，肩和前臂有推旋动作，应吸顶病变部位，带动皮

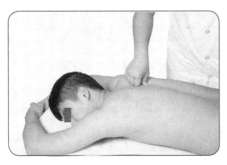

图 3-35 腰肌劳损治疗手法 3

下组织以其滑动，不可在体表形成摩擦运动。主要用力不在手上，要结合身体的推力，力要深透、均匀。

【注意事项】

腰肌劳损病程较长，治疗显效缓慢，症状易于复发。疼痛初期宜休息，卧硬板床；缓解期加强功能锻炼，经常改变体位；避免寒湿、湿热侵袭，改善阴冷潮湿的生活、工作环境，勿坐卧湿地，勿冒雨涉水；注重劳动卫生时腰部用力应适当，不可强力举重，不可负重久行，坐、卧、行走保持正确姿势，若需做腰部用力或弯曲的工作时，应提前适当活动腰部。注意避免跌、仆、闪、挫。平时生活中加强腰背肌锻炼可增加或保持腰部肌肉、韧带的弹性和韧性，缓解或治愈腰腿痛。方法有仰卧拱桥式和俯卧燕飞式。训练要循序渐进，持之以恒。

十二、腰椎椎管狭窄症

【疾病概述】

腰椎椎管狭窄症属于中医学"腰痛""腰腿痛"范畴，是指各种形式的椎管、神经管和椎间孔的狭窄，以及软组织引起的椎管容积改变及硬膜囊本身的狭窄等一系列腰腿痛和神经系统症状。因为椎管的狭小，压迫了位于椎管中的马尾神经而产生腰腿痛等症状。多见于中老年人，男性多于女性。

【临床表现】

主要症状是长期反复的腰腿痛和间歇性跛行。疼痛性质为酸痛或灼痛，有的可放射到大腿外侧或前方等处，多为双侧，可左、右腿交替出现症状。以肢体远端胀痛、麻木、乏力为主，当站立或行走时症状加重，下蹲、端坐或平卧休息片刻上述症状即消失，继续行走诸症又重复出现。病情严重者，可引起尿急或排尿困难。X 线检查可见脊柱曲度的改变、椎间隙变窄、椎体缘骨赘、关节突关节退变肥大等；脊髓造影显示典型"蜂腰状"缺损，神经根受压及阶段性狭窄等影像。

【治疗手法】

医者先以循经揉推法、腰背部按揉法、局部弹拨法、拍打法、散法等手法放松腰背部肌肉。待肌肉放松后，再进行拔伸抖按、屈髋牵伸等手法。

拔伸抖按法： 嘱患者取俯卧位，一助手握住患者两侧腋下部，一助手握住患者两足踝部，分别在两端做拔伸牵引，令足踝部助手向上抖动 15~20 次，医者双手掌根按于腰骶部，随抖动起伏而按压（图 3-36）。

屈髋牵伸法： 嘱患者取仰卧位，患侧屈髋屈膝，医者立于患侧，一手握住患肢踝关节，另一手托住小腿后侧做如同推磨状正反方向旋转髋关节 3~5 次（图 3-37）。然后用力牵拉患侧髋、膝关节于伸直位并加以抖动。

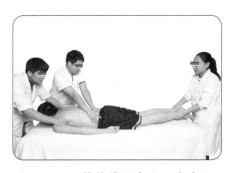
图 3-36　腰椎椎管狭窄症治疗手法 1

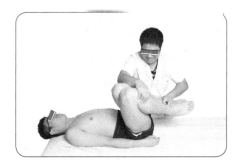
图 3-37　腰椎椎管狭窄症治疗手法 2

【手法技巧】

在牵引下抖动，幅度要小，速度要快，抖腰力量要大。病情较重的患者应配合骨盆牵引或重力牵引，以扩大椎管容积。

【注意事项】

腰腿疼痛剧烈时，除治疗外，患者应卧硬床休息 1~2 周；注意腰部保暖，重体力劳动者工作时可佩戴护腰，以防止或减少腰骶部的过伸。肥胖患者应考虑适当减轻体重。经半年保守治疗无效，并影响正常生活与工作，又有明确的神经定位障碍者，应手术治疗。

十三、腰骶后关节病

【疾病概述】

腰骶后关节病属于中医学"腰痛"范畴，腰骶关节突关节是腰椎关节突关节最下方的一个关节，也是腰骶的枢纽关节。腰骶后关节病是腰椎力学长期失衡造成椎曲紊乱的结果，因先天结构异常、创伤、椎间盘退行性变继发或者各种慢性劳损引起腰骶部疼痛。

【临床表现】

慢性下腰痛，遇劳累或气候变化加重，或久坐、久站、久行即感下腰酸痛无力，部分有一侧或两侧臀部或大腿部疼痛，或晨起时症状较重，腰骶部僵硬，适当活动后症状减轻。无放射性剧痛。腰骶棘突间和两侧有压痛，触摸棘突可有偏歪。腰骶部前凸增大，腰部活动轻度受限或不受限，直腿抬高试验阴性。

X 线检查：正位可见关节突关节密度增高，或两侧不对称，或有腰骶假关节、骶椎裂；斜位片可见关节腔变窄，或峡部有退行性改变，或隐裂；侧位片可见上腰椎曲反弓、下腰椎曲度增大，腰骶轴交角变小，或有椎体假性滑脱。

【治疗手法】

嘱患者取俯卧位，医者先以揉法沿脊柱两侧自上而下数次放松骶棘肌，力度适中，侧重腰部肌肉的放松；继以大鱼际或掌根循两侧足太阳膀胱经反复按揉 3 次，再以双手叠掌，掌根自胸腰椎督脉向下逐次按压，以患者能耐受为度。当腰部肌肉放松后，可采用拔伸抖按、过伸推按、摇腿戳按等手法。

拔伸抖按法：嘱患者取俯卧位，一助手握住患者两侧腋下部，一助手握住患者两足跟部，分别在两端做拔伸牵引，令足跟部助手向上抖动 15~20 次，医者双手掌根按于腰骶部，随抖动起伏而按压（图 3-36）。

过伸推按法：嘱患者取侧卧位，患侧在上，医者立于患者后方，一手握住患肢踝部，一手按于腰部患处。将患侧下肢向后牵拉的同时向前推按腰部，如拉弓状，重复牵拉 3~5 次（图 3-38）。

摇腿戳按法：嘱患者取俯卧位，医者立于一侧，一手按于腰部患处，一手环抱同侧大腿，扳起大腿的同时摇晃下肢 6~7 次。下肢向斜上方扳的同时戳按腰部患处（图 3-39）。

【手法技巧】

在牵引下抖动，幅度要小，速度要快，抖腰力量要大。运用过伸推按法操作时要在患者活动范围内进行，用力要柔和，力量不能太大。

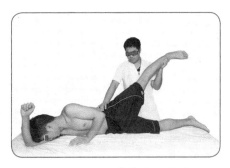 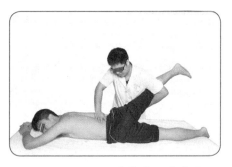

图 3-38　腰骶后关节病治疗手法 1　　　图 3-39　腰骶后关节病治疗手法 2

【注意事项】

椎弓峡部有退行性改变者，注意手法不宜过重，若退化严重或隐裂者，以及先天性骶椎裂患者，禁用整复关节法。加强腰背肌锻炼，增加腰肌的弹性及力量，对防治本病有着举足轻重的作用。

十四、肩周炎

【疾病概述】

肩关节周围炎简称肩周炎，中医学称五十肩、凝肩、冻结肩、漏肩风等，是肩关节关节囊周围的软组织发生的一种范围较广的慢性无菌性炎症反应。临床以长期肩痛、肩关节活动障碍为特征。多因冈上肌肌腱炎、肱二头肌肌腱炎、肩峰下滑囊炎、创伤等造成肩部长期固定不动，或因内分泌紊乱、慢性劳损等而继发。由于肩部肌腱、肌肉、关节囊、滑囊、韧带充血水肿，炎性细胞浸润，组织液渗出而形成瘢痕，造成肩周组织挛缩，肩关节滑膜、关节软骨间粘连，肩周组织广泛性粘连，进一步造成关节活动严重受限。本病好发于 50 岁左右女性的右肩，有自愈倾向，预后良好，但痊愈后可再复发。中医学认为本病属"痹证"范畴，年老体衰，气血虚损，筋失涵养，风寒湿邪侵袭肩部，经脉拘急，是本病发生的主要原因。

【临床表现】

多数病例呈慢性发病，隐匿进行，常因上举外展动作引起疼痛时才被注意，亦有疼痛较甚、进展较快者，个别病例有外伤史。主要症状为肩周围疼痛，肩关节活动受限或僵硬。疼痛可为钝痛、刀割样痛，夜间加重，甚至痛醒。可放射至前臂或手、颈、背部，亦可因运动加重。检查时局部压痛点有时在肩峰下滑囊、肱二头肌长头肌腱、喙突、冈上肌附着点等，但常见肩部广泛压痛而无局限性压痛点。肩关节各方向活动受限，但以外展、外旋、后伸障碍最显著，如不能梳理头发、穿衣服等。若肩周软组织间发生广泛性粘连，则肩部所有活动均受到限制，此时用一手触摸肩胛下角，一手将患肩外展，可感到肩胛骨随之向外上转动。病程较长者，可见肩部肌肉萎缩，尤以三角肌萎缩明显。此病进展到数月至 2 年后，疼痛逐渐消失，肩部活动恢复。根据不同的病理过程，可将本病分为急性期、粘连期、缓解期。

【治疗手法】

（1）嘱患者取坐位，医者立于患侧，一手握腕，一手拿住肩部，四指在前，在拔伸牵引下环转肩部6~7 次（图 3-40）。

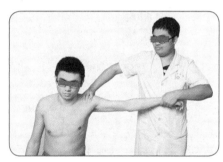

图 3-40　肩周炎治疗手法 1

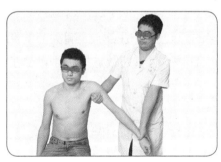

（2）医者拿肩之手放于腋下，加大拔伸牵引力度的同时使患肢内收至健侧肩部，另一手揉捻患处（图 3-41）。

图 3-41　肩周炎治疗手法 2

（3）医者继续抬高患肢，尽量使患肢靠近同侧耳部，后再使患肢绕过头顶，全过程似梳头状，反复 6~7 次（图 3-42）。

（4）医者站于患者前方，一手握腕，一手拿肩，将患手放于身后，尽量向上后背 6~7 次，同时医者拇指按揉患处。

（5）医者站于患侧，双手握住患者手腕，拔伸抖颤（图 3-43）。之后在患肩处用揉法放松肩部紧张的痉挛组织，一手拿患者腕部，另一手做上肢捋顺发 3~5 次。

（6）嘱患者患肢自然下垂，以双掌相对做肩部散法结束治疗。

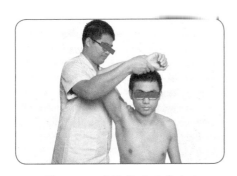

图 3-42　肩周炎治疗手法 3

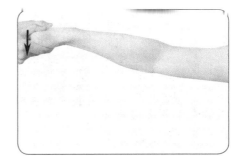

图 3-43　肩周炎治疗手法 4

【手法技巧】

手法要求循序渐进，根据患者对疼痛的忍受程度适当加大肩关节的活动范围，不可粗暴生硬。要准确定位疼痛部位，在患处做点揉，否则会加大肩关节损伤程度。

【注意事项】

注意保暖，避免受凉；加强功能肩关节锻炼，如练习爬墙摸高等，防止粘连加重。功能锻炼的原则是程度由轻到重，范围从小到大，循序渐进，贵在坚持。常用的方法有：高举爬墙法，摸头整容法，侧腰划圈法，后伸坐椅法。治疗期间要坚持功能锻炼，以利于肩功能的恢复，并要防寒保暖，肩部避免受外伤，以防新的损伤造成出血或粘连，不利于恢复。

十五、肩峰下滑囊炎

【疾病概述】

肩峰下滑囊炎是指由于各种致病因素刺激肩峰下滑囊而引起的炎性变化。其主要临床特征为肩部疼痛，外展、外旋活动受限和局限性压痛。肩峰下滑囊位于三角肌近侧深面与喙肩弓及肩肱关节外侧面之间，而喙肱肌囊、三角肌下滑囊和肩峰下滑囊三者实际上是一个大滑膜囊。肩峰下滑液囊为人体最大的解剖滑液囊，具有滑利肩关节，减少磨损，使之不易劳损的作用。它能在肩峰外展时使大结节在肩峰下运动灵活，因此对肩关节的活动十分有利，故又称为肩峰下关节。肩峰下滑囊炎的病变多非原发，主要继发于其囊底结构的病理变化，即冈上肌腱的病变，尤其以冈上肌腱断裂最为常见，亦有肩部损伤所致者。肩部长期过多不协调活动，使肩峰下滑囊受积累性挤压与摩擦，导致其充血、发炎，继而发生囊壁粘连等病理改变，限制了肩关节活动而发生本病。中医学认为由于肩关节不断地不协调活动，损伤经络，而致气血运行不畅，筋失所养，从而发生肩关节疼痛、活动受限，久则产生经筋粘连等病理改变，进而发生本病。因体虚劳损而风寒侵袭肩部，以致经气不利，筋失所养，不通则痛。本病属中医学"肩痹"范畴。

【临床表现】

在肩关节外侧肩峰下滑囊部有压痛，当三角肌主动收缩，上肢外展、外旋时，发生疼痛。有时因滑囊肿大，而引起肩部轮廓扩大，并可在三角肌前缘鼓出一个圆形肿块。疼痛，活动受限，局限性疼痛是肩峰下滑囊炎的主要症状。疼痛为逐渐增剧，夜间痛较显著，常痛醒，疼痛一般位于肩的深处并涉及三角肌的止点，亦可向肩胛部、颈、手等处放射。压痛点多在肩关节、肩峰下、大结节等处，常可随肱骨的旋转而移位。为了减轻疼痛，患者常使肩处于内收和内旋位。随着滑膜增生、囊壁增厚、组织粘连，肩关节的活动度逐渐减少。晚期可见肩部肌肉萎缩。

【治疗手法】

（1）嘱患者取坐位，医者站于患侧，先以揉捻法、㨰法等手法放松颈肩部肌肉10~15分钟。然后医者一手握腕，一手拿肩，四指在前，拇指在后，拔伸上肢的同时在牵引下环转肩部6~7次（图3-40）。

（2）患者屈肘，医者拇指在患处揉捻 5~10 分钟。之后将患肢向斜上方拔直，同时另一手掌根部在患处揉按（图 3-44）。患者向上抬肩并屈肘，医者用拇指继续在患处揉捻。拔直上肢，拇指在患处揉捻。操作时以患者能耐受为度，以肩部散法放松患处结束治疗。

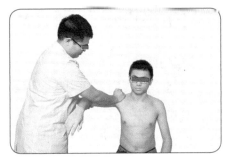

图 3-44　肩峰下滑囊炎治疗手法

【手法技巧】

使用㨰法时应半握拳，肘关节处于半伸直状态，作用力在深部。摇肩一定要在牵引力下进行，揉捻时要找到阳性反应点，即条索、硬节等，并在患处进行操作，以期舒筋活血，松解组织粘连。

【注意事项】

炎症急性期，用三角巾悬吊患肢于胸前 1~2 周有利于渗出吸收。手法治疗要轻柔和缓，时间不要过长，以免加重局部水肿。待急性炎症过后，做上臂前屈、后伸、外展、高举及环转活动，要循序渐进，不能操之过急。要注意患部保暖防寒。

十六、肱二头肌长头肌腱炎

【疾病概述】

肱二头肌长头肌腱炎是指肱二头肌腱发炎粘连，肌腱滑动发生障碍的病症，属于中医"筋痹"范畴。肱二头肌长头肌腱炎发病率较高，这与其解剖位置有关。其长头起自肩胛骨的盂上结节，在肱骨结节间沟与横韧带形成的纤维管道中通过，当肱二头肌收缩时，该肌腱张力增加而无滑动，特别是上肢外展位屈伸肘关节时，增加肩关节运动中肌腱与肱骨结节间沟的反复摩擦。另外，肩袖的损伤，钙盐的沉着，肩关节内部的病变亦可累及此腱鞘，而形成腱鞘炎。该病多因跌仆闪挫，即肩关节的直接外伤或肱二头肌用力不当，造成局部充血、血肿而又未及时恢复；或陈旧性损伤，如肩关节脱位、肱骨外科颈骨折，形成粘连变性；慢性劳损，即因长期、反复使肩关节处于活动范围极限的情况或用力转肩活动，肱二头肌长期的劳累，使长头肌腱在结节间沟的骨质上反复摩擦而使腱鞘水肿、增厚，导致粘连和肌腱退变产生肱二头肌长头肌腱炎；精亏血虚，即年老体衰，肾气不足，筋脉失养，则拘紧挛急。

【临床表现】

肱二头肌长头肌腱炎有明显外伤史。局部疼痛及活动有僵滞感或急性发病，在突然抗阻力收缩后发生。肱二头肌被断裂，或为自发性断裂，多有肌腱炎的病史，发病均有局部锐利撕裂样疼痛，屈肘无力，肩前肿胀，皮下瘀斑等。结节间沟部有压痛，或可摸到轻微捻发间或摩擦感。断裂后，屈肘时可见上臂有"肿物隆起"，其下方可见凹陷。抗阻力试验表现无力或疼痛加重。

【治疗手法】

（1）嘱患者取坐位，医者站于患侧，先以揉捻法、㨰法等手法放松颈肩部肌肉 10~15 分钟。

（2）医者一手拇指抵住肱骨小结节内侧缘、手掌固定肩部，另一手握伤肢腕部做对抗牵引，在牵引下环转肩关节 6~7 次，同时拇指揉捻患处（图3-45）。

（3）医者拿肩之手改放于患肢腋下，向上方提拉，同时握腕之手向斜下方拔伸（图3-46）。

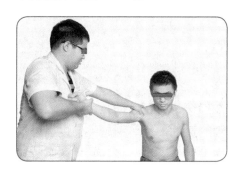

图 3-45　肱二头肌长头肌腱炎
治疗手法 1

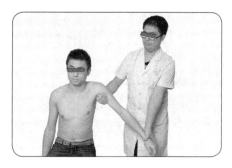

图 3-46　肱二头肌长头肌腱炎
治疗手法 2

（4）令患者抬肩屈肘，医者一手固定患者前臂，一手放在肩部，中指在患处揉捻 5 分钟（图3-47）。

（5）令患者垂肩屈肘，使上臂尽量后伸，医者继续在患处揉捻 5 分钟。

（6）医者用一手托其前臂，将肩关节轻度外展内旋位，另一手大鱼际

（或重个手掌）自上臂中段向上推理、滑按该筋数次，而后抚摩数分钟，以达到舒筋活血的目的（图3-48）。

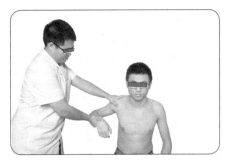 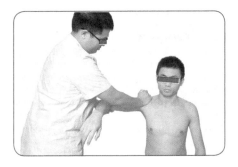

图3-47　肱二头肌长头肌腱炎
治疗手法3

图3-48　肱二头肌长头肌腱炎
治疗手法4

【手法技巧】

操作时动作要娴熟，揉捻要在患处条索状结节处进行，力量要柔和深透，不可过大，否则会加重损伤。

【注意事项】

急性肱二头肌长头肌腱炎，施手法后应配合冷敷2日（每日3~4次，每次4~7分钟）；而后改为热敷或中药熏洗（每日2次，1次25分钟为宜）。补充维生素有益于肌腱炎愈合，因此，每天应适当补充维生素。

十七、肘关节扭挫伤

【疾病概述】

肘关节扭挫伤是常见的肘关节闭合性损伤，多在劳动、运动、玩耍时致伤。凡使肘关节发生超过正常活动范围的运动，均可引起关节内、外软组织损伤。常见的有肘关节尺、桡侧副韧带撕裂，关节囊、肱二头肌腱部分撕裂及其他肘部肌肉、韧带、筋膜撕裂。其撕裂程度差异性较大，有的在骨折、脱位纠正后，肘关节扭挫伤就成为突出的病症；也有因某些运动造成肘关节扭挫伤，损伤后并未引起注意，至出现并发症引起肘关节活动受限时，才引起重视。直接暴力可造成肘关节软组织挫伤，如跌仆滑倒，手掌撑地，传导暴力可使肘关节过度外展、伸直或扭转，造成肘关节扭伤。由于关节的稳定性主要依靠关节囊和韧带约束，故临床以桡侧韧带损伤最为常见，尺侧次之，后侧较少。严重的肘关节扭伤、挫伤，伤后不固定或固定不恰当，或因进行不适当的反复按摩，都可使血肿扩大。这种血肿有软组织内血肿和骨膜下血肿，常互相沟通。在血肿机化时，通过膜下骨化，以及骨质内钙质进入结缔组织肿块内，造成关节周围组织的钙化、骨化，即造成所谓骨化性肌炎。

【临床表现】

有明显的外伤史，肘关节呈半屈伸位，患者以手托肘，关节活动受限。重者关节患侧肿痛明显，皮下有瘀斑，甚至有波动感。初起时肘部疼痛，活动无力。肿胀常因关节内积液和鹰嘴窝脂肪垫炎，或肱桡关节后滑膜囊肿胀而逐渐加重，以致伸肘时鹰嘴外观消失。部分严重的肘部扭伤有可能是肘关节脱位后已自动复位，只有关节明显肿胀，已无脱位症，易误认为单纯扭伤。其中关节囊和韧带、筋膜若有撕裂性损伤，做关节被动活动时有"关节松动"的不稳定感，并引起肘部剧烈性疼痛。

【治疗手法】

早期可在肘关节屈曲 90° 位以三角巾悬吊，或采用屈肘石膏托外固定 2 周，以限制肘关节的屈伸活动。为防止扭伤造成的撕裂关节囊反折于关节间隙，宜将关节在牵引下被动屈伸活动 1 次，以纠正微细的关节错缝，同时能拽出嵌入关节内的软组织，并将渗入关节内的血肿压出关节间隙外。

（1）恢复期患者取坐位，在触摸到压痛点后，医者一手握腕，一手掌环握患者患侧肘部，轻轻点揉患部（图 3-49）。

（2）以肘部患处为中心，医者用拇指顺肌腱、韧带行走方向做弹拨、分筋手法，同时配合轻快拿法沿肌腱、韧带行走方向往返操作。之后在肘部扭伤处做擦法，以透热为度（图 3-50）。

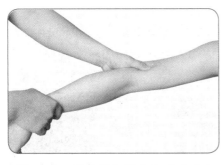

图 3-49 肘关节扭挫伤治疗手法 1

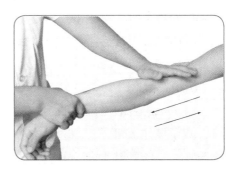

图 3-50 肘关节扭挫伤治疗手法 2

【手法技巧】

肘关节急性扭挫伤肿胀明显时，一般忌用手法治疗，特别是粗暴的重手法理伤。如怀疑有关节的微小错落，可在伸肘牵引下将肘关节做一次被动屈伸活动，能起到整复作用，但不宜反复操作，尤其在恢复期，粗暴的屈伸活动后，会增加新的损伤，甚至诱发骨化性肌炎。

【注意事项】

早期功能锻炼可做握拳活动，中、后期做肘关节屈伸等活动。如做被动屈伸活动，动作必须轻柔，以不引起明显疼痛为准，禁止做各种粗暴的主、被动活动。

十八、肱骨外上髁炎

【疾病概述】

肱骨外上髁炎又称网球肘或桡侧腕伸肌肌腱损伤，该病与职业有关，多见于需反复用力伸腕活动的成年人，尤其是频繁地用力旋转前臂者易罹患，如网球、高尔夫球运动员，小提琴手，瓦木工人等。本病属于中医"痹证"范畴。本病的病理变化较为复杂，常有肌纤维在外上髁部分撕脱，或关节滑膜嵌顿，或滑膜炎，或支配伸肌的神经分支的神经炎，或桡骨环状韧带变性，或肱骨外上髁骨膜炎等。其局部反应多有充血、水肿，或渗出、粘连等。

【临床表现】

本病主要表现为肘关节外上髁处局限性疼痛，并向前臂放射，尤其是在内旋时。患者常主诉持物无力，偶尔可因剧痛而使持物掉落。静息后再活动或遇寒冷时疼痛加重。

临床检查时可发现肱骨外上髁处有压痛点；Mill 征阳性，即屈腕并在前臂旋前位伸肘时可诱发疼痛。此外，抗阻力后旋前臂亦可引起疼痛。

【治疗手法】

（1）嘱患者取坐位，助手站在患侧，前臂放在患者肩部，双手握住上臂远端。医者站在患者前方，一手握住患者腕部，一手托住肘部，拇指放在肱骨外上髁局部患处。医者与助手相对抗拔伸牵引的同时在牵引力下旋后摇晃肘

部 6~7 次，拇指在患处按揉（图 3-51）。

（2）医者将肘关节迅速拔直屈曲，同时拇指点按患处，可重复 2~3 次（图 3-52）。医者倒手将前臂做旋前摇晃 6~7 次，拇指在患处揉按，重复将肘关节拔直屈曲。

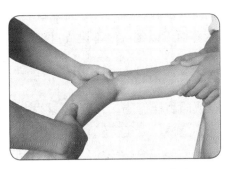

图 3-51　肱骨外上髁炎治疗手法 1

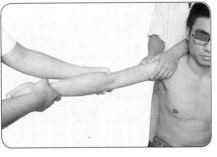

图 3-52　肱骨外上髁炎治疗手法 2

（3）拇指在患处轻揉 5 分钟以放松患肢（图 3-53）。

【手法技巧】

手法力量大小要适宜，轻则粘连组织得不到松解，重则造成新的创伤，注意在拔伸摇晃的同时拇指一定要在局部做按揉，力量要轻柔。拔直时速度要快，点按的拇指用力可稍大些。

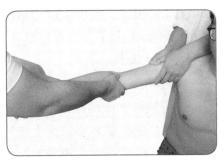

图 3-53　肱骨外上髁炎治疗手法 3

【注意事项】

为防止肘关节僵硬及周围软组织粘连，每天主动进行握拳、屈肘、旋前、用力伸直出拳等锻炼。劳作中不要经常冲冷水，避免拧衣物或大螺丝帽，避免外伤。

十九、臀上皮神经损伤

【疾病概述】

临床以患侧臀部刺痛、酸痛、撕扯样痛，并有患侧大腿后部牵拉样痛，但多不过膝，弯腰起坐活动受限为主要临床表现。臀上皮神经为第 1~3 腰神经后支之外侧支，在股骨大转子与第三腰椎间连线交于髂嵴处平行穿出深筋膜，分布于臀部皮肤，一般不易摸到。臀上皮神经炎大部分患者有腰骶部扭伤史或受风寒史。当外界风寒湿邪侵及腰臀区时或突然腰骶扭伤或局部直接暴力撞击，致使臀上皮神经在髂嵴下的一段受到损伤，并使局部软组织损伤造成周围的肌肉筋膜等结构充血、水肿、炎症，继而导致粘连肥厚（出现条索状结节），因此压迫周围营养血管以致供血不足或直接压迫神经而产生疼痛。

【临床表现】

主要症状为患侧腰臀部疼痛，呈刺痛或撕裂样疼痛，大腿后侧膝以上部位可有牵扯痛，但不过膝。急性期疼痛较剧烈，弯腰受限，起坐困难，由坐位改站位时需攀状他人或物体，患者常诉疼痛部位较深，区域模糊，没有明显的分布界限。检查时可在髂嵴最高点内侧 2~3cm 处触及 "条索样" 硬物，压痛明显，有麻胀感。直腿抬高试验阳性，但不出现神经根性症状。臀上皮神经炎一般要与坐骨神经痛、梨状肌综合征等疾病鉴别。

【治疗手法】

根据臀上皮神经的表面投影点或压痛点，患者取俯卧位，医者立于患侧，以拇指触找滚动或凸起的条索状硬结，即臀上皮神经。治疗时可采取提捏法，即医者两手将臀上皮神经捏住并向上提起，然后再突然松手，如此反复 15~20 分钟，再顺臀上皮神经循行捋按数次，以局部散法结束治疗。

【手法技巧】

在进行提捏手法时，用力要均匀，频率在患者可耐受范围内，稍有疼痛属正常现象。疼痛严重者也可将封闭与手法治疗结合起来，先予以封闭治疗，再予以手法治疗。

【注意事项】

治疗期间忌食辛辣、忌酒、忌恼怒。注意局部保暖。

二十、梨状肌综合征

【疾病概述】

梨状肌综合征是指由于梨状肌变异或损伤，发生充血、水肿、痉挛、粘连和挛缩时，该肌间隙或该肌上、下孔变狭窄，挤压其间穿出的坐骨神经、血管而出现的一系列临床症状和体征。梨状肌综合征大多由间接外力所致，髋关节过度外旋、外展或蹲位站起时，因梨状肌突然收缩或牵拉而损伤。此外，梨状肌本身的痉挛、肥大、纤维化，以及腰椎神经压迫也可能引发这种病症。

【临床表现】

一般患者臀部酸胀、疼痛、沉重、自觉患肢稍短，行走时轻度跛行。坐骨神经受损症状主要表现为干性受累的特征，即沿坐骨神经的放射痛及其所支配区的运动（股后、小腿前后以及足部诸肌群）、感觉（小腿外侧、足底和足前部）和反射（跟腱反射和跖反射）障碍等。病程较长者，可出现小腿肌肉萎缩甚至足下垂等症状；压痛点以坐骨神经盆腔出口部体表投影位置压痛最剧（环跳处），且沿神经干走行向下放射。此外，约半数病例于胫骨点或腓骨点处有压痛现象。梨状肌症候群，其压痛点略高于前者1~2cm。

查体：腰部无压痛、畸形，活动不受限。梨状肌部有压痛和放射痛，局部可触及条索状隆起。梨状肌张力试验阳性，即患侧直腿抬高到50°出现疼痛，但超过70°后反而减轻；下肢旋转试验阳性，即肢体内旋使梨状肌及上孖肌、闭孔内肌和下孖肌等处于紧张状态，以至加重出口处狭窄，可诱发坐骨神经症状。除沿坐骨神经走行的放射痛外，还有小腿外侧达足底部麻木感。但单纯梨状肌症候群者，则为外旋时诱发症状，这主要由于当挛缩、瘢痕化的梨状肌收缩、下肢外旋时，促使出口处狭窄之故。

【治疗手法】

（1）急性期

以点按梨状肌为主，患者取俯卧位，医者站于患侧，沿患侧梨状肌体表投影，用拇指按压梨状肌的情况，先深压患部，通过皮肤、皮下组织和臀大肌检查梨状肌情况，触及束状的梨状肌纤维条索或弥散性梨状肌肿胀、压痛明显者，用拇指指端按于梨状肌条索处，以上肢带动拇指垂直于肌肉肌腱走行方向反复进行往返点按；再以一手拇指顺纤维方向向上牵，另一手拇指将其按压于原位或松解，捋顺肌纤维，旋转捻按使之平复，当指下已感到肌束平复，再用单手拇指指腹深压该病变部位不动，以解痉镇痛；最后以揉推法理顺肌肉，结束治疗（图3-54）。

（2）慢性期

同样以弹拨梨状肌为主，患者取俯卧位，医者站于患侧，因慢性梨状肌综合征患者肌束会变硬坚韧，可用拇指指端或肘尖于梨状肌粘连的条索样肌束部做垂直于肌肉肌腱走行方向的往返弹拨；再顺肌纤维方向梳理捻按，使变硬肌束得以松解；最后自梨状肌起点向止点沿肌纤维走行方向㨰揉舒筋，待肌肉放松后，可配合髋关节被动后伸、外展、外旋等运动，并按擦患部，以透热为度（图3-55）。

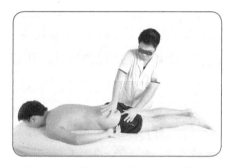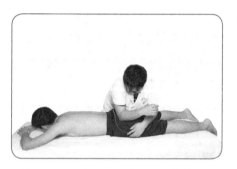

图3-54　梨状肌综合征治疗手法1　　　图3-55　梨状肌综合征治疗手法2

【手法技巧】

施术时要寻找痛性结节或条索，力量取刚刚感觉到手下有筋节的存在即可，要做到轻中有重，重中有轻。揉法操作时整个动作贵在柔和，揉转的幅度要由小而大，用力应先轻渐重，术手一定要吸定在操作部位上带动着力处皮肤一起回旋运动，不能在皮肤表面摩擦或滑动。在弹拨期间，应将自身的气力运用到指或肘，以增强力量；可以拇指和肘尖弹拨交替进行，以免拇指受伤。梨状肌位置较深，治疗时用力摇并深压，但不能因位置深而用暴力。

【注意事项】

平时尽可能避免髋关节过度外旋和外展或长期下蹲位工作，注意避免风寒侵袭，劳逸适度，加强锻炼，增强体质。同时注意在进行各种体育活动锻炼过程中，需先进行一些适应性的准备活动，以防止再度出现损伤。

二十一、髋关节扭伤

【疾病概述】

髋关节扭伤是指髋关节过度内收、外展、前屈、后伸等原因造成周围肌肉和韧带发生撕裂伤或断裂。多是由猛跑时摔倒，从高处跳下时单足着地，劈叉等原因造成。损伤后髋部软组织充血、水肿，患者常诉髋关节疼痛、肿胀，活动受限，患肢不能着地负重行走，轻者可出现跛行，拖拉步态，关节内侧内收肌处及腹股沟处有压痛，髋膝微屈，患侧肢体取外展外旋半屈曲位，如"稍息"姿势，骨盆向病侧倾斜，病肢呈假性变长，小儿多见此病。

【临床表现】

有明显外伤或扭伤史。伤后患侧无明显肿胀，但疼痛明显，呈保护性姿势，患侧不能负重，行走不利。局部压痛明显，无纵轴叩击痛，髋关节各方向运动时均可出现疼痛加剧。X 线检查无阳性体征。

【治疗手法】

（1）早期应慎用手法，晚期手法治疗此病有较好效果。嘱患者取仰卧位，医者一手将骨盆固定，另一手以大鱼际或掌根着力贴附于大粗隆后上方及髋内侧做按揉 15 分钟。

（2）医者一手扶于患者腿部，另一手拿住患者踝部，在牵引力下由内向外环转摇晃下肢 6~7 次（图 3-56）。

（3）医者拿踝之手改为托扶膝后并以一手固定髋部用力拔伸，再令患者屈膝屈髋，向下按压（图 3-57），然后伸直下肢的同时由远及近推捋患肢筋节。

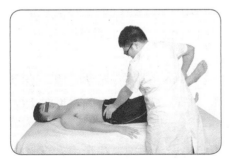

图 3-56　髋关节扭伤治疗手法 1

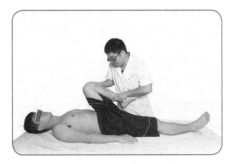

图 3-57　髋关节扭伤治疗手法 2

【手法技巧】

手法操作时动作要连贯准确，拔伸要有力，推捋时要从膝部向大腿根部进行。

【注意事项】

轻症患者适当制动，需卧床休息，不必固定。儿童应强制性制动，禁止下地行走或站立，以避免患肢负重。

二十二、髋关节滑囊炎

【疾病概述】

髋关节滑囊位于髋关节肌腱和关节周围，其内含有少量滑液，主要起减小摩擦、缓冲震荡的作用。滑囊发炎时滑液明显增多，多数为非细菌性炎症。急性滑囊炎的特征是疼痛、局限性压痛和活动受限。如为浅部滑囊受累髌前及鹰嘴，局部常红肿。化学性如结晶所致或细菌性滑囊炎均有剧烈疼痛，局部皮肤明显发红，温度升高。慢性滑囊炎是在急性滑囊炎多次发作或反复受创伤之后发展而成。由于滑膜增生，滑囊壁变厚，滑囊最终发生粘连，形成绒毛、赘生物及钙质沉着等。

【临床表现】

一般急性损伤后立即出现的髋关节疼痛、肿胀、跛行等症较容易被发现。髋关节疼痛，疼痛部位可位于髋关节外侧、臀部或腹股沟处，行走或上楼时更明显；但不少患者在伤后仅感患肢不适，行走如常，2~3 天或更长时间后才感患肢酸痛，行走不利，并逐渐发展为患肢不能站立、行走、跛行或绕行，髋关节压痛，活动关节时疼痛加重；髋关节活动度下降，屈髋时有响声，并出现患肢延长 0.5~3cm，有时可出现髋关节外侧肿胀，此时 X 线片看不出髋关节有任何异常，但 CT 或 MRI 成像可见滑液囊有积液。

【治疗手法】

（1）早期患者需卧床休息 1~4 周不等；缓解期可施行手法治疗。治疗时嘱患者取仰卧位，医者一手将骨盆固定，另一手以大鱼际或掌根着力贴附于大粗隆后上方及髋内侧做按揉 15 分钟。

（2）医者一手扶于患者腿部，另一手拿住患者踝部，在牵引力下由内向外环转摇晃下肢 6~7 次，然后拿踝之手改为托扶膝后并以腋部夹住伤肢小腿用力拔伸，再令患者屈膝屈髋，向下按压，然后伸直下肢的同时由远及近推捋伤肢筋节（图3-56、图3-57）。

【手法技巧】

手法操作时动作要连贯准确，拔伸要有力，推捋时要从膝部向大腿根部进行。

【注意事项】

炎症急性期，患者卧床休息1~2周有利于滑囊积液渗出吸收。手法治疗要轻柔和缓，时间不要过长，以免加重局部水肿。待急性炎症过后，做髋关节前屈、后伸、外展等活动，要循序渐进，不能操之过急。要注意患部保暖防寒。

二十三、股二头肌损伤

【疾病概述】

股二头肌损伤在临床上较为常见，在运动损伤中占首位。本病多由间接外力所致，损伤部位以近端附着点最为常见，其次为肌腹，远端肌腱附着点受累较多。股二头肌损伤应与股四头肌损伤相鉴别。股四头肌损伤后出现局部出血、肿胀、疼痛，使肌肉收缩能力降低，从而影响髋膝关节的屈伸功能。

【临床表现】

本病多发于运动员，有明显损伤史。受损伤部位疼痛、肿胀、发硬，下肢不能伸屈，重复受伤动作时疼痛加剧。步态跛行，伤侧坐骨结节或受伤肌腹压痛明显。陈旧性股二头肌扭伤在伤部可摸到硬结。肌肉抗阻力试验阳性。

【治疗手法】

（1）股二头肌急性损伤在24小时内不能做手法治疗，可在患处进行抚摸、轻揉，24小时后行骨伤手法治疗。嘱患者取俯卧位，医者在患侧用一手掌根顺股二头肌纤维方向自上而下行捋顺手法10~20次（图3-58）。

（2）用双手拇指戳点股二头肌损伤的两端点1~2分钟，用力由轻到重（图3-59）。经上述手法治疗后，再顺股二头肌纤维方向捏揉10~20次，若损伤部位为肌腱附着点，可采用揉推法。即医者用大小鱼际肌揉推股二头肌及坐骨结节处肌附着点 10~20 次，手法治疗每周 3~4 次，连续 3~4 周。

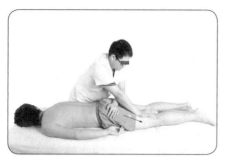
图 3-58 股二头肌损伤治疗手法 1

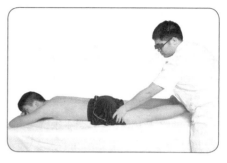
图 3-59 股二头肌损伤治疗手法 2

（3）股二头肌陈旧损伤手法治疗可加用拨筋手法，即患者取俯卧位，医者双手捏住局部硬结处，用拇指来回拨动 10~20 次，随后顺患者股二头肌纤维方向按揉 10~20 次。

【手法技巧】

股二头肌急性损伤肿胀明显时，一般忌用手法治疗，特别是忌用粗暴的重手法理伤。恢复期做捋顺操作时手掌要施以一定压力，推动力量要和缓，捋的方向应与肌腱及肌纤维的方向一致。

【注意事项】

急性损伤患者应卧床休息 1~2 周，注意局部保暖。同时应嘱患者适当做功能锻炼，如反复做患肢的外展、下蹲等动作。

二十四、退行性膝关节炎

【疾病概述】

退行性膝关节炎又称增生性膝关节炎、肥大性关节炎、老年性膝关节炎，是由于膝关节的退行性改变和慢性积累性关节磨损而造成的，以膝部关节软骨变性、关节软骨面反应性增生、骨刺形成为主要病理表现。临床上以中老年人发病多见，特别是 50~60 岁的中老年人，女性多于男性。

【临床表现】

本病患者主要表现为发病缓慢，多见于中老年肥胖女性，往往有劳损史；膝关节活动时疼痛，其特点是初起疼痛为发作性，后为持续性，劳累后加重，上下楼梯时疼痛明显；膝关节活动受限，跑跳、跪蹲时尤为明显，甚则跛行，但无强直；关节活动时可有弹响摩擦音，部分患者可出现关节肿胀、股四头肌萎缩；膝关节周围有压痛，活动髌骨时关节有疼痛感。个别患者可出现膝内翻或膝外翻；关节内有游离体时可在行走时突然出现绞锁现象，稍活动后又可消失。

【治疗手法】

（1）嘱患者取仰卧位，医者先以按揉法、拿捏法作用于大腿股四头肌及膝髌周围，至局部发热为度。

（2）医者用双拇指将髌骨向内推挤，同时垂直按压髌骨边缘压痛点，力量由轻逐渐加重（图3-60）。

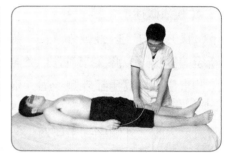

图 3-60　退行性膝关节炎
治疗手法 1

（3）医者做膝关节摇法，同时配合膝关节屈伸、内旋、外旋的被动活动，最后在膝关节周围行擦法和散法，以发热为度（图3-61）。

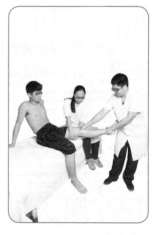

图 3-61　退行性膝关节炎
治疗手法 2

【手法技巧】

此处肌肉组织不丰满，揉捻要轻，戳按力不要太大。

【注意事项】

膝关节肿痛严重者应卧床休息，避免超负荷的活动与劳动，以减轻膝关节的负担。患者应主动进行膝关节功能锻炼，如膝关节伸屈活动，以改善膝关节的活动范围及加强股四头肌力量。肥胖患者应注意节食，以便减轻膝关节负担。

二十五、膝关节内、外侧副韧带损伤

【疾病概述】

膝关节过度内翻或外翻时，被牵拉的韧带超出生理负荷而发生撕裂、断裂等损伤，以膝关节肿胀、疼痛、功能障碍、有压痛点等为主要表现。膝伸直位，膝或腿部外侧受强大暴力打击或重压，使膝过度外展，内侧副韧带可发生部分或完全断裂。相反，膝或腿部内侧受暴力打击或重压，使膝过度内收，外侧副韧带可发生部分或完全断裂，在严重创伤时，侧副韧带、十字韧带和半月板可同时损伤。

【临床表现】

本病一般都有明显外伤史。受伤时可听到有韧带断裂的响声，很快便因剧烈疼痛而不能继续运动或工作，膝部患侧局部剧痛、肿胀，有时有瘀斑，膝关节不能完全伸直。韧带损伤处压痛明显，内侧副韧带损伤时，压痛点常在股骨内上髁或胫骨内髁的下缘处；外侧韧带损伤时，压痛点在股骨外上髁或腓骨小头处。

【治疗手法】

1. 膝关节内侧副韧带损伤

患者坐在床边，助手坐在伤侧，两手固定患者大腿。医者半蹲位，一手握住患者踝部，一手扶住患者膝部，拇指放于患处，食指钩住髌骨，余指张开。先对下垂腿在拔伸牵引下做膝部摇晃6~7次，拇指在伤处轻轻揉按（图3-62）；之后医者侧身站立，使膝部伸直，令患者屈髋屈膝（图3-63），并使伤肢呈盘腿状，医者用拇指沿膝关节内侧副韧带处顺向推伤处数次（图

3-64）；再将伤腿拔直，同时拇指在患处轻轻戳按；最后医者用双腿夹住患者小腿，牵引并用双手在膝部揉捻，四指在腘窝部推捋（图3-65）。

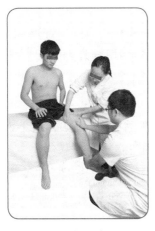 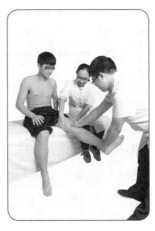 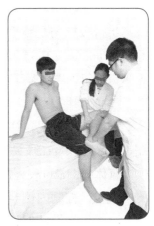

图 3-62 膝关节内侧副韧带损伤治疗手法 1　　图 3-63 膝关节内侧副韧带损伤治疗手法 2　　图 3-64 膝关节内侧副韧带损伤治疗手法 3

2. 膝关节外侧副韧带损伤

患者取侧卧位，伤腿在上。助手两手握住患者大腿部，医者一手握患者踝部，一手扶患者膝部，拇指按于患处。医者与助手对抗牵引，摇晃膝部6~7次，并用拇指在患处揉捻；再令患者屈髋屈膝，拇指在伤处轻轻揉按，后将患肢拔直，拇指在伤处戳按。

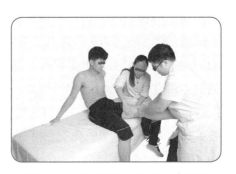

图 3-65 膝关节内侧副韧带损伤治疗手法 4

【手法技巧】

本手法的关键在于推按的部位要在患处，力量适宜，注意连贯性，令患者快速屈髋屈膝时，医者转身要迅速和患者盘腿成为一体。因此处肌肉组织不丰满，揉捻要轻，戳按力不要太大。

【注意事项】

嘱患者加强股四头肌和腘绳肌练习，后期可进行轻手法屈伸膝关节以恢复关节功能，物理治疗可以舒筋活络，促进血液循环。注意局部保暖，不要做对抗性运动。

二十六、膝关节半月板损伤

【疾病概述】

半月板损伤是膝部最常见的损伤之一，是一种以膝关节局限性疼痛、膝关节间隙固定的局限性压痛为主要表现的疾病，多由扭转外力引起。多见于青壮年，男性多于女性。

【临床表现】

常见临床表现包括局限性疼痛、关节肿胀、弹响和交锁、股四头肌萎缩、打软腿以及在膝关节间隙或半月板部位有明确的压痛。

查体见 McMurray 试验阳性，即患者取仰卧位，检查者用一手抵住关节的内侧缘，控制内侧半月板，另一手握足，使膝关节完全屈曲，小腿外旋内翻，然后缓慢伸展膝关节，可听到或感觉到弹响或弹跳；再用手抵住关节的外侧缘，控制外侧半月板，小腿内旋外翻，缓慢伸展膝关节，听到或感觉弹响或弹跳。McMurray 试验产生的弹响或患者在检查时所述的突然疼痛，常对半月板撕裂的定位有一定意义：膝关节完全屈曲到 90° 之间弹响，多提示半月板后缘撕裂；当膝关节在较大的伸直位产生弹响提示半月板中部或前部撕裂；Apley 研磨试验阳性，即患者取俯卧位，屈膝 90°，大腿前面固定于检查台上，上提足和小腿，使关节分离并做旋转动作，旋转时拉紧的力量在韧带上，若韧带撕裂，试验时有显著的疼痛。此后，膝关节在同样位置，足和小腿向下压并旋转关节，缓慢屈曲和伸展，半月板撕裂时，膝关节间隙可有明显的弹响和疼痛。

【治疗手法】

（1）患者取坐位，医者半蹲位，一手握患者踝部，另一手掌根部在患处做轻度摩、按、揉法3~5分钟，用力应由轻渐重并有渗透感，以局部有酸胀热感为度（图3-66）。

（2）医者一手扶患者膝，一手握患者踝部，牵引下环转摇晃小腿，然后使患者膝关节尽量屈曲后再拔伸，反复操作1~2分钟。

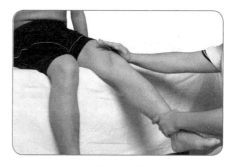

图 3-66　膝关节半月板损伤
治疗手法 1

（3）伸直患腿，医者突然发力击打腘窝部并迅速屈髋屈膝（图 3-67）。

（4）最后用一手拇指点、揉两膝眼处 1~2 分钟（图 3-68）。掌推膝关节两侧，伸直膝部以手掌轻轻散之。

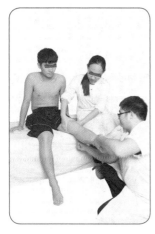

图 3-67 膝关节半月板损伤
治疗手法 2

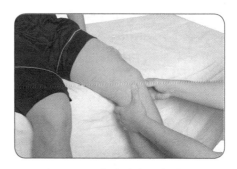

图 3-68 膝关节半月板损伤
治疗手法 3

【手法技巧】

在伸屈膝关节时，顺势突然用力屈曲或伸直膝关节，利用突然的活动，使半月板损伤得以修复。手法操作时注意借力。

【注意事项】

膝关节肿痛严重者应卧床休息，避免超负荷的活动与劳动，以减轻膝关节的负担。患者应主动进行膝关节功能锻炼，如膝关节伸屈活动，以改善膝关节的活动范围及加强股四头肌力量。肥胖患者应注意节食，以便减轻膝关节负担。

二十七、髌下脂肪垫劳损

【疾病概述】

髌下脂肪垫位于髌韧带下及两侧，膝关节反复挫、碰、扭伤，脂肪垫发生水肿、机化、肿胀和增厚，以膝关节过伸站立时酸痛无力，髌韧带及两膝眼的部位肿胀、膨隆、有压痛等为主要表现。髌下脂肪垫劳损又称"髌下脂肪垫损伤""脂肪垫肥厚"及"脂肪垫炎"。一般认为，损伤或劳损是引起本病的主要原因，也可由关节内其他疾病继发引起。多发生于运动员及膝关节运动较多之人，如经常爬山、下蹲或步行者。多由于膝关节的极度过伸或直接遭受外力的撞击，使髌下脂肪垫受到挤压，引起局部充血、水肿等无菌性炎性改变而致脂肪垫炎症。病史较长者则发生脂肪垫肥厚，并与髌韧带发生粘连。

【临床表现】

站立或运动时膝关节过伸则出现酸痛无力，髌韧带及其两膝眼部位肿胀、膨隆。晚期患者，脂肪垫肥厚并与髌韧带粘连，可影响膝关节的活动。

关节前髌韧带两侧有轻度肿胀、压痛。膝关节过伸试验阳性。髌腱松弛压痛试验阳性。X线检查，可排除骨与关节病变。

【治疗手法】

（1）患者取坐位，助手两手固定患者大腿，医者半蹲位，以一手掌根部在患处做轻度摩、按、揉法3~5分钟，用力应由轻渐重并有渗透感，以局部有酸胀热感为度（图3-66）。

（2）医者一手扶患者膝，一手握患者踝部，牵引下环转摇晃小腿，然后使膝关节尽量屈曲后再拔伸，反复操作1~2分钟（图3-67）。

（3）后伸直患腿，医者突然发力击打腘窝部并迅速屈髋屈膝。最后用一手拇指点、揉两膝眼处1~2分钟（图3-69、图3-70、图3-71）。掌推膝关节两侧，伸直膝部以手掌轻轻散之。

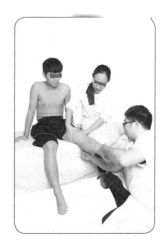

图3-69　髌下脂肪垫劳损治疗手法1

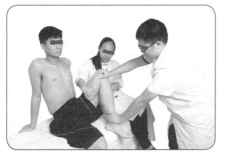

图3-70　髌下脂肪垫劳损治疗手法2

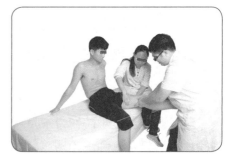

图3-71　髌下脂肪垫劳损治疗手法3

【手法技巧】

医者与助手要配合默契，击打腘窝及屈膝时要迅速准确。

【注意事项】

膝关节肿痛严重者应卧床休息，避免超负荷的活动与劳动，以减轻膝关节的负担。患者应主动进行膝关节功能锻炼，如膝关节伸屈活动，以改善膝关节的活动范围及加强股四头肌力量。肥胖患者应注意节食，以便减轻膝关节负担。

二十八、踝关节扭伤

【疾病概述】

踝关节在外力作用下，关节骤然向一侧活动而超过其正常活动度时，引起关节周围软组织如关节囊、韧带、肌腱等发生撕裂伤，称为踝关节扭伤。轻者仅有部分韧带纤维撕裂，重者可使韧带完全断裂或韧带及关节囊附着处的骨质撕脱，甚至发生关节脱位。关节扭伤日常最为常见，其中以踝关节最多，其次为膝关节和腕关节。

【临床表现】

1. 外侧韧带损伤

由足部强力内翻引起，因外踝较内踝长和外侧韧带薄弱，使足内翻活动度较大，临床上外侧韧带损伤较为常见，外侧韧带部分撕裂，较多见，其临床表现是踝外侧疼痛、肿胀、走路跛行；有时可见皮下瘀血；外侧韧带部位有压痛；足内翻时，引起外侧韧带部位疼痛加剧，外侧韧带完全断裂较少见，局部症状更明显，由于失去外侧韧带的控制，可出现异常内翻活动度，有时外踝有小片骨质连同韧带撕脱，称撕脱骨折，内翻位 X 线摄片时，胫距关节面的倾斜度远远超过 5°~10° 的正常范围，伤侧关节间隙增宽。

2. 内侧韧带损伤

由足部强力外翻引起，发生较少，其临床表现与外侧韧带损伤相似，但位置和方向相反，表现为内侧韧带部位疼痛、肿胀、压痛，足外翻时，引起内侧韧带部位疼痛，也可有撕脱骨折。

【治疗手法】

患者取仰卧位，医者坐于患者足部前，一手固定患者的足背，一手拿捏踝关节（图 3–72）；一手固定患者踝关节，一手握住患足足背，摇晃踝关节 6~7 次（图 3–73、图 3–74、图 3–75）；最后在扭伤部位做捋顺 10~15 分钟。理筋手法结束后，将患者踝关节固定于损伤韧带的松弛位置。可选用夹板、石膏或胶布固定等方法予以固定。外翻损伤固定于内翻位，内翻损伤固定于外翻位，一般固定 2~3 周。

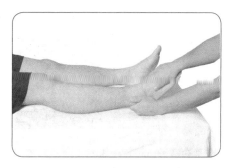

图 3–72　踝关节扭伤治疗手法 1

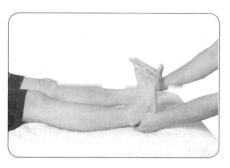

图 3–73　踝关节扭伤治疗手法 2

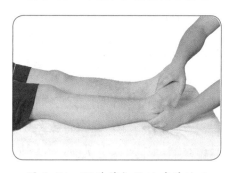

图 3–74　踝关节扭伤治疗手法 3

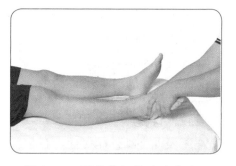

图 3–75　踝关节扭伤治疗手法 4

【手法技巧】

外伤初期可行局部冷敷。部分断裂可用胶布固定法固定。外翻扭伤内翻位固定，内翻扭伤外翻位固定。固定时间为 2~3 周。去除固定后应加强患侧翻转肌锻炼，并在行走时将鞋底患侧垫高 0.5cm 以暂时保持踝关节处于轻度翻转位。韧带完全断裂者应用石膏固定。外侧副韧带断裂或合并撕脱性骨折者，足外翻位以"U"形石膏固定。三角韧带断裂者，可用"U"形石膏于内翻位固定，4~6 周后解除石膏，逐步下地活动。陈旧性损伤疼痛者，可适当休息或用痛点封闭疗法、理疗。

陈旧性外侧韧带断裂致复发性踝关节半脱位者，应做腓骨短肌腱重建腓跟韧带及距腓前韧带手术。术后以石膏托固定 6 周。

【注意事项】

本病主要是由于外伤性因素引起，平时应注意生产生活安全，尤其活动前应做准备运动。踝关节扭伤严重者，应到医院行 X 线片检查，以排除骨折和脱位，如发现骨折应立即请医生处理。在踝关节扭伤的急性期，手法治疗要轻柔和缓，以免加重损伤性出血，同时不要热敷。在恢复期，手法治疗适当加重，同时可配合局部热敷，或配用活血通络之中药外洗，常能收到比较满意的疗效。注意损伤局部处应防寒保暖。在扭伤早期，较重者宜制动，根据病情给予适当固定，1~2 周后解除固定，进行功能锻炼。

二十九、踝管综合征

【疾病概述】

踝管综合征是指胫神经在通过位于内踝后下方的踝管至足底的行程中被卡压所引起的一系列临床症状和体征，由 Keck 于 1962 年首先报道。此病多发于青壮年、从事强体力劳动者或长跑运动员。

【临床表现】

患者起病缓慢，多发于一侧。在早期，表现为足底、足跟部间歇性疼痛、紧缩、肿胀不适或麻木感，疼痛有时向小腿放射，有时沿足弓有抽搐，久站或行走后加重，有夜间痛醒病史，多数患者在脱鞋后能缓解。随着病情的进展，疼痛常逐步加重，进一步可出现胫神经在足部的支配区感觉减退或消失。足跟部的皮肤感觉可以是正常的，这是因为跖内侧神经在跖骨以上从胫神经分出或是由于卡压的部位在跖管下方。晚期可出现足趾皮肤发亮、汗毛脱落、少汗等自主神经功能紊乱征象，甚至有足内侧肌肉萎缩表现。检查时两点间距离辨别力消失是早期诊断的重要依据；内踝后下方的 Tinel 征常为阳性；将足外翻外旋时可诱发疼痛。

【治疗手法】

早期患者，可在足踝部做手法治疗，起到活血、通络、止痛的作用。患者取仰卧位，医者坐于患者足部，一手拇指置于患者足心，余指置于患者足背，一手用拇食指拿捏患者足踝部，缓慢地做踝关节摇法，并用捏法和点按法松解屈肌支持带和足底内、外侧神经（图 3-76）。

【手法技巧】

足部手法应适当加重。在点按时可采用屈食指点按的方法，注意变换施术姿势，避免手部损伤。

【注意事项】

本病早期症状较轻，初次发作者，治疗以休息制动为主，及时解除外界刺激，如鞋袜对局部的刺激；并嘱患者自行推揉、摩擦患处，以缓解症状。

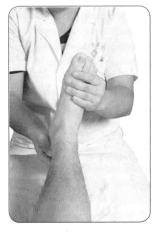

图 3-76 踝管综合征治疗手法

三十、跟腱劳损

【疾病概述】

跟腱劳损主要是由于跟腱和周围组织的日益退化，加之反复牵拉而引起。

【临床表现】

本病主要表现为跟腱和小腿腓肠肌下部酸痛、乏力，局部有压痛，做踝关节背屈时疼痛加重。

【治疗手法】

（1）患者取俯卧位，医者站于患侧，一手固定患者小腿，一手沿患者足太阳膀胱经由上至下捋顺 10~15 分钟（图 3-77）。

（2）医者一手固定患者足背部，一手拿捏患者跟腱部，以患者感到酸胀为度（图 3-78）。

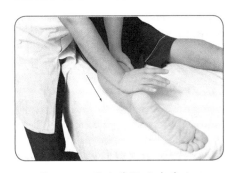

图 3-77 跟腱劳损治疗手法 1

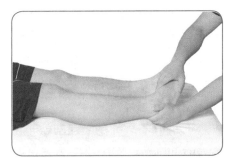

图 3-78 跟腱劳损治疗手法 2

【手法技巧】

在操作时，手法宜稍重，以达促进局部气血流通、消肿止痛的目的。

【注意事项】

对症状严重、影响行走者，应相对静止休息，症状好转后仍宜减少活动，且可在患足鞋后帮内衬置海绵垫，以减少与跟腱部位的摩擦。

三十一、跟痛症

【疾病概述】

跟痛症是指足跟疼痛，局部不红不肿，影响行走站立的一种症状。导致跟痛症的原因有年老体衰，肝肾不足；或身体负重过度，致慢性劳损；或身体发生退行性改变，形成跟骨骨刺。足跟痛是因跟骨足底面所附着的肌肉、韧带随力量不均衡，使骨膜受到牵拉而引起的骨科疾病，西医学称"跟骨骨膜炎"，又称"跟骨骨刺"。跟痛症是由多种慢性疾病所致跟部跖面（即脚后跟）疼痛，其与劳损和退化有密切关系。该病主要以非手术疗法为主，多数患者疗效较佳。非手术治疗无效者，则需行手术治疗。随着年龄的增长，人体组织发生退行性改变，长期劳损使足跟部组织发生病理改变，如足跟脂肪纤维垫炎、跖腱膜炎、跟部滑囊炎、跟腱周围炎、跟骨高压症跟骨骨刺等。这些跟骨周围不同组织发生的相应疾病，是形成跟痛症的重要病因。

【临床表现】

1. 足跟脂肪纤维垫炎

足跟纤维脂肪垫简称跟垫，由弹力纤维分隔，包绕脂肪组织组成，有吸收震荡和防止滑动的作用。跟部被硬物刺伤或长期压迫或受风寒湿侵袭可引起跟垫炎。患者跟下疼痛、肿胀，有浅在压痛。足跟负重区内侧压痛，老年人跟垫萎缩变薄，易引起症状，局部可触及纤维索块状物。

2. 跖腱膜炎

跖腱膜起自跟骨结节而止于跖骨，是足底较大的弹力腱膜。外伤、劳损及寒冷潮湿可引起跖腱膜炎症，足外翻者尤其容易患此病。患者常有跟下或足心疼痛，足底有牵扯和紧张感，跟骨结节部位及腱膜中段压痛明显。

3. 跟部滑囊炎

外伤或反复摩擦可使跟骨下、后或跟腱前滑囊发生炎症。患者局部疼痛、肿胀，有压痛。如合并感染可引起红、肿、热、痛等典型炎症表现。

4. 跟腱周围炎

跟腱附着部位周围组织因外伤或劳损发生炎症引起跟腱部肿胀、疼痛。患者跟腱变粗大，局部有压痛、摩擦感，炎症波及腱鞘时可出现车轴绞轧音。踝关节背伸、跖屈均可加重疼痛。跟腱周围炎常由于穿硬跟、硬帮鞋，长期压迫摩擦形成。

5. 跟骨高压症

跟骨本身因慢性压缩或骨退行性变，跟骨内压升高导致跟骨痛。跟骨高压症多见于中老年人，可单侧或双侧发病，跟部疼痛影响行走。早期下肢抬高可使症状缓解，跟骨的内、外侧及跖侧均有压痛和叩击痛。做跟骨减压治疗有效。

6. 跟骨骨刺

跖腱膜和趾短屈肌或跟腱的反复牵拉损伤，跟骨骨质退行性改变，跖腱膜的跟骨附着部位形成锥状骨质称为骨刺。骨刺方向多与跟腱和跖筋膜方向一致。跟骨骨刺在跟骨侧位 X 线片上可清楚看到。有跟骨骨刺的患者，并不一定会发生跟痛症，但有跟痛症时，往往在经过治疗使跟骨周围软组织炎症消散、症状消失后，跟骨骨刺仍然存在。跟骨骨刺是老年人骨与关节发生退行性变和老年化生理特征性表现。

除上述各症状外痛症还可见局部不红不肿，影响行走站立；足跟部在承重后疼痛难忍，活动后稍可缓解，坐卧或休息时无症状。触摸足跟部有明显的压痛点，X 线可见跟骨骨刺的形成或骨膜增厚等症状。

【治疗手法】

（1）患者取俯卧位，医者站于患侧。医者用单手掌推按患者下肢后侧，双手多指拿揉下肢部、捏足

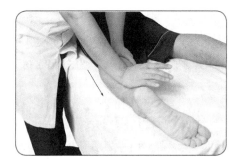

图 3-79 跟痛症治疗手法 1

跟部（图 3-79）。

（2）患者屈膝 90°，医者用手掌重揉足跟，或可以掌根部击打足跟，食指屈曲点按足跟部，拿捏足跟并用单掌搓揉足跟（图 3-80、图 3-81）。

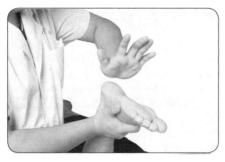
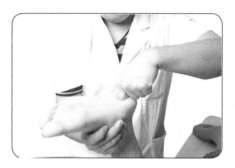

图 3-80　跟痛症治疗手法 2　　　　图 3-81　跟痛症治疗手法 3

（3）点按痛点及涌泉、委中、承山、绝骨穴等，对掐昆仑、太溪穴，还可用肘尖按压第四腰椎旁的骶棘肌，活动踝关节及足部结束治疗。

【手法技巧】

足部手法宜重，但应在患者的承受范围内。

【注意事项】

足跟局部的手法宜重，但要以患者能忍受为度。跖筋膜炎患者在急性期间应注意适当休息，减少负重，控制剧烈运动。症状缓解后，逐渐进行足底部肌肉的收缩锻炼，以增强足底肌的肌力。注意局部保暖，避免寒冷刺激。

三十二、跖痛症

【疾病概述】

跖痛症是指前足横弓劳损或跖神经受压或刺激而引起的前足跖骨干及跖骨头跖面（即前足底部）的疼痛，临床上分松弛性跖痛症和压迫性跖痛症两种。松弛性跖痛症主要由第一跖骨先天发育异常导致横弓慢性损伤引起，为原发性跖骨内翻症和跖骨过度活动症。压迫性跖痛症则由于跖骨头部长期被外力挤压导致趾神经长期受压或刺激引起间质性神经炎或神经纤维瘤之故。本病多发于 30~50 岁妇女和足部狭瘦松弛者，大多为单侧发病。

【临床表现】

1. 松弛性跖痛症

行走时前足跖面疼痛，为持续性灼痛；前足变宽，第二、三跖骨头跖面有胼胝；跖面压痛，侧方挤压跖骨头可减轻疼痛；第一跖跗关节可有异常活动，并出现疼痛。

2. 压迫性跖痛症

行走时前足疼痛，为阵发性放射痛，呈刺痛或刀割样痛，疼痛放射到第三、四趾，有时因剧痛而迫使停止行走或站立；患足细长，前足有被挤压现象；跖面有压痛，侧方挤压跖骨头可加重或引起疼痛；第三、四趾可有感觉异常。

【治疗手法】

（1）患者取俯卧位，医者先以点按法点按患者足底及足踝部穴位，如三阴交、然谷、内庭、涌泉、太溪、照海等穴，并寻找压痛点。

（2）患者取仰卧位，下肢伸直。医者以一手拇指或"丁字器"点按、揉捻痛点，再以擦法及捋顺法沿筋膜走行方向进行推擦及捋顺（图3-82），至足底发热结束治疗。

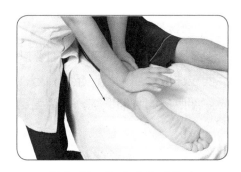

图 3-82　跖痛症治疗手法

【手法技巧】

足部手法宜重，但应在患者的承受范围内。

【注意事项】

患者可穿矫形鞋和应用横弓垫恢复和维持足弓，不穿窄头鞋、高跟鞋等；本病以预防为主，经常进行足部肌肉的锻炼，以保持横弓的生理功能。长途跋涉和站立过久后宜休息，并用热水洗脚。长期非手术治疗无效者，可考虑手术治疗。

第二节 常见骨折疾病

一、锁骨骨折

【疾病概述】

锁骨骨折是常见的骨折之一，多见于青壮年及儿童。常因侧方摔倒，肩部着地或因跌倒时手、肘着地造成。间接暴力造成的骨折多为斜形或横形，其部位多见于中外 1/3 处。直接暴力造成的骨折多为粉碎性或横形。典型移位为近端受胸锁乳突肌牵拉向上、向后移位，远端因肢体重量及胸大肌牵拉向前下内侧移位，形成断端短缩重叠移位。

【临床表现】

骨折局部疼痛，压痛明显，肿胀，有异常隆起，可触及异常活动和骨擦音，严重者皮下出现瘀斑，锁骨上下窝变浅或消失，患侧上肢活动障碍。患者常用健手托住患肘，头部偏向患侧，下颌偏向健侧，患肩向前内下方倾斜。

【治疗手法】

（1）患者取坐位，双于叉腰，抬头挺胸。助手一足踏于凳上，屈膝后用膝盖顶住患者背部中间，双手分别抓住患者两臂上端，用力将两侧肩胛骨向后外牵拉，以矫正重叠、成角移位（图 3-83）。

（2）医者面对患者站立，一手向下按压骨折近端，另一手向上托提骨折远端，使两骨折端对合。如儿童青枝骨折有向上成角移位时，可向下按压骨折凸起部即可复位（图 3-84）。

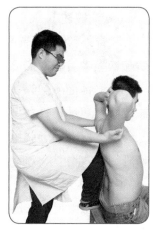

图 3-83 锁骨骨折治疗手法 1

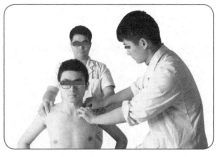

图 3-84 锁骨骨折治疗手法 2

【手法技巧】

手法复位时，患者应持续保持坐位，双手叉腰，抬头挺胸。如因疼痛导致肌肉紧张，可给予局部麻醉以缓解疼痛。手法复位固定后应保持抬头挺胸位，避免低头含胸。

【注意事项】

大多数锁骨中段骨折应以保守治疗为主，不应为追求解剖复位而反复多次整复，因为其会加重肿胀，甚者引起神经、血管损伤。粉碎性骨折应采用捏合手法。固定期间，患者应尽可能地保持挺胸，并后伸肩部，初期可做腕、肘关节屈伸，中后期逐渐做肩部活动，以利肩关节功能尽快恢复。

二、肱骨外科颈骨折

【疾病概述】

肱骨外科颈骨折可发生于任何年龄，但以中老年人居多，其中尤以骨质疏松患者发病率最高。裂缝骨折是由于肩部外侧受到直接暴力或跌倒时肩部碰触地面所致，多无移位；嵌插骨折是受较小的传达暴力所致，即手掌或肘部着地；外展型骨折是上臂在外展位跌倒，躯干向伤侧倾斜，手掌先着地，暴力沿上肢纵轴向肩部冲击而致，常伴有嵌插、成角畸形及大结节撕脱；内收型骨折反之。

【临床表现】

伤后患肢疼痛、肿胀、功能受限，有局部压痛和叩击痛，可见瘀血瘀斑，甚者向上臂或胸部蔓延，可触及骨擦音，伴异常活动，上臂外观畸形。合并肩关节脱位者有方肩，可在腋下或喙突下触及肱骨头；伤及腋神经时出现肩关节假性半脱位。

【治疗手法】

（1）裂纹骨折或嵌插骨折

只需三角巾悬吊患肢 1~2 周，即可开始功能活动。

（2）外展、内收型骨折

首先，纠正重叠移位，即患者取坐位，一助手用纱布带绕过腋下向上提拉，另一助手握前臂上端使肘屈曲成 90° 并顺势牵引（图 3–85）。

其次，纠正内外成角及侧方移位，对外展型骨折，医者两拇指按于骨

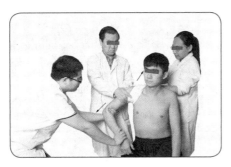

图 3-85　肱骨外科颈骨折治疗手法 1

折近端的外侧，余指环抱骨折远端的内侧，用力提按，同时令远端助手内收患肢使肘部超过身体中线。对内收型骨折，医者拇指向内按压骨折部，余指环抱骨折近端的内侧向外拉，同时令远端助手外展上臂超过 90°。最后，纠正成角移位，医者面对患者，下蹲于患者的前外侧，两拇指置于骨折远端后侧向前推顶，余指环抱骨折部前侧即成角处用力向后提拉，同时令远端助手牵引患肢的肩关节，并上举过头（图 3-86）。

【手法技巧】

若肌肉紧张，不能放松，可行臂丛麻醉术，待肌肉松弛后再予以手法复位。纠正骨折的向内或向外成角及侧方移位时，远端助手应顺势持续牵拉肘部分别超过身体中线或使外展上臂超过 90°，保持远端的持续牵引力，防止肌肉收缩影响复位效果。

【注意事项】

骨折手法后应予以固定。夹板固定后，应注意患肢血运和手指活动情况，及时调整夹板的松紧度。入睡时需仰卧，在肘后垫一枕头，维持肩盂前屈 30° 体位。早期可做腕关节及肌肉的舒缓活动，2~3 周后外展型骨折限制外展活动，内收型骨折限制内收活动。3~4 周后可锻炼肩部关节及肌肉。

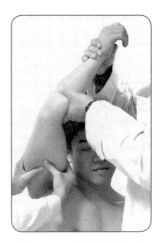

图 3-86　肱骨外科颈骨折治疗手法 2

三、尺骨鹰嘴骨折

【疾病概述】

尺骨鹰嘴骨折是常见的肘部损伤之一，大部分为关节内骨折，常见于成人。多由于患者跌倒，手掌着地，肘关节突然屈曲所致，骨折线多为横断或短斜形。

【临床表现】

伤后表现为局部疼痛、压痛、肿胀、肘关节屈伸活动障碍，以伸肘障碍为主。轻度移位可触及骨擦音，移位明显者，鹰嘴两侧凹陷处隆起，可扪及骨折间隙的凹陷及异常活动的骨块。少数患者甚至合并尺神经损伤。

【治疗手法】

（1）患者取坐位，前臂旋后，肘关节轻屈。医者一手握住患者前臂，一手沿肱三头肌纤维方向，由上向下推揉数次（图3-87）。

（2）以双手拇指分别按住近端骨块的两侧，用力向远侧推压，同时令助手将肘关节伸直，使两骨折端对合紧密（图3-88、图3-89）。

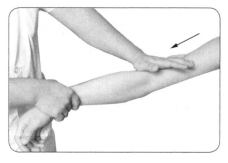

图3-87　尺骨鹰嘴骨折治疗手法1

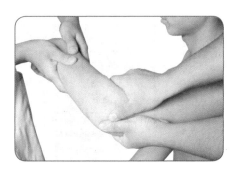

图3-88　尺骨鹰嘴骨折治疗手法2

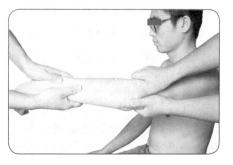

图3-89　尺骨鹰嘴骨折治疗手法3

【手法技巧】

手法复位时患者前臂旋后，肘关节轻屈30°~45°，可以使肱三头肌松弛，减轻对骨折近端的牵拉。

【注意事项】

患者屈肘应保持在30°~45°之间。当骨折片有稳定感时，说明骨折已经复位。无移位骨折或老人粉碎性骨折移位不显著者，不必手法整复。有分离移位者，则必须进行整复。该病多为关节内骨折，故骨折复位应力求达到解剖复位，使肘关节恢复正常的活动功能和伸屈力量，避免发生创伤性关节炎。

四、肱骨内上髁骨折

【疾病概述】

肱骨内上髁骨折是一种常见的肘部损伤，多见于 18 岁以下的儿童和青少年。其多由跌倒受伤、掰腕、投掷运动等间接暴力所致。该骨折分为四度：Ⅰ 度损伤为内上髁分离，轻度移位；Ⅱ 度损伤为撕脱的内上髁向下、向前旋转移位，可达关节水平；Ⅲ 度损伤为撕脱的内上髁嵌插在内侧关节间隙，肘关节处于半脱位状态；Ⅳ 度损伤为肘关节向后或向外后侧脱位并伴旋转移位。

【临床表现】

伤后患肢呈半屈位，肘内侧疼痛、压痛、肿胀、皮下瘀斑、关节活动受限及内上髁的轮廓消失。

【治疗手法】

（1）Ⅰ 度骨折不用手法复位，仅将肘关节用石膏固定于 90° 位 2~3 周即可。

（2）Ⅱ 度骨折，患者取坐位，患肢屈肘 45°，前臂旋前，腕关节屈曲，医者以拇、食指将内上髁骨折部向后上挤按，使之复位（图 3-90）。

（3）Ⅲ 度骨折，患者肘外翻，扩大其内侧间隙，强力背伸患肢手指及腕关节，利用前臂屈肌的力量将骨折块拉出（图 3-91），再按 Ⅱ 度骨折处理。

（4）Ⅳ 度骨折整复方法同肘关节后脱位，使其转化成 Ⅱ 度骨折后，再行处理。

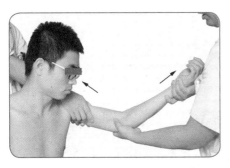 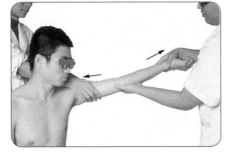

图 3-90　肱骨内上髁骨折治疗手法 1　　　图 3-91　肱骨内上髁骨折治疗手法 2

【手法技巧】

手法复位时，患者保持患肢屈肘 45°，前臂旋前，腕关节屈曲，可松弛前臂屈肌群和旋前圆肌，有助于手法复位。Ⅲ度骨折手法整复的关键是解脱嵌夹在关节内的骨折块，将Ⅲ度骨折变为Ⅰ度或Ⅱ度骨折。

【注意事项】

Ⅰ度骨折不用手法复位，仅将肘关节用石膏固定于 90° 位 2~3 周即可。肱骨内上髁骨折块较小，固定过程中容易移位，应加强随诊观察，及时调整外固定。1 周内仅做手指轻微的屈伸活动，1 周后可逐渐加大手指屈伸幅度，禁做握拳及前臂旋转活动，2 周后可开始做肘关节屈伸活动，解除固定后可配合中药熏洗并加强肘关节屈伸活动。不应强力进行被动牵拉活动，以免再引起骨折。

五、孟氏骨折

【疾病概述】

孟氏骨折亦称尺骨上 1/3 骨折合并桡骨头脱位，临床以少年儿童多见，多由间接暴力引起。根据暴力作用方向、骨折移位情况和桡骨头脱位方向分为 4 类：①伸直骨折：跌倒时肘关节呈伸直或过伸位，前臂后旋，手掌着地；②屈曲骨折：肘关节处于微屈位，前臂前旋，手掌着地；③内收骨折：多见于幼儿，跌倒时身体向患侧倾斜，上肢处于内收位；④特殊骨折：多见于成人，临床上较少见，为尺桡骨双骨折合并桡骨头向前脱位。

【临床表现】

伤后患肢前臂及肘部疼痛、肿胀、旋前屈曲等活动受限。肘关节前外或后外侧可触及脱位的桡骨小头，尺骨上段可触及骨擦音。移位明显者可伴尺桡骨上段畸形。

【治疗手法】

患者取坐位，肩关节外展 70°~90°，伸直骨折应使患肢伸直，前臂中立位（图 3-92）；屈曲骨折应使肘轻屈 60° 左右，前臂旋前位（图 3-93）；内收型使患肘伸直或轻屈，前臂旋后位。先纠正骨折的重叠移位，即两助手分别握住患者

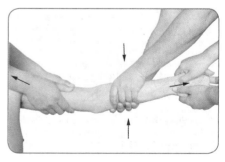

图 3-92　孟氏骨折治疗手法 1

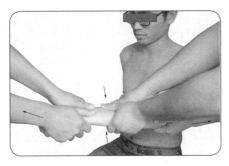

图3-93　孟氏骨折治疗手法2

的上臂下段和腕部，拔伸牵引2~3分钟。

对于伸直骨折及屈曲骨折要先整复桡骨头脱位，再整复尺骨骨折。伸直骨折向内侧和背侧推挤桡骨头的同时，令远端助手将肘关节慢慢屈曲至90°；对屈曲骨折，则向内侧和掌侧推挤桡骨头，同时令远端助手将肘关节慢慢伸直。桡骨头复位后尺骨断端的错位一般可同时用挤捏分骨或提按手法纠正（图3-94）。

内收骨折助手固定患者患侧上臂，使肘关节伸直、前臂旋后，医者拇指从桡侧向内侧按压脱位的桡骨头，同时使肘关节外展以便桡骨头复位，并利用桡骨头推顶，纠正尺骨的桡侧成角畸形（图3-95）。特殊骨折合并桡骨头脱位复位同内收骨折，复位后用手捏住桡骨头临时固定，再利用牵引、分骨、反折等手法使之复位。

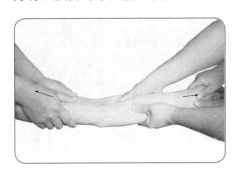

图3-94　孟氏骨折治疗手法3

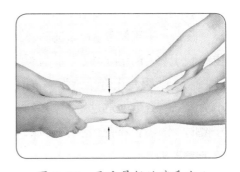

图3-95　孟氏骨折治疗手法4

【手法技巧】

复位步骤应根据临床实际情况决定整复骨折和脱位的先后顺序。一般是先整复桡骨头脱位，后整复尺骨骨折。如遇尺骨为稳定性骨折，尤其是尺骨出现背向移位抵住桡骨，以及变位的骨间膜的牵拉使桡骨小头难以复位时，则应先整复尺骨骨折。

【注意事项】

单纯的尺骨骨折在临床上很少见，凡尺骨上1/3骨折有明显成角或重叠移位者，均应注意有无桡骨头脱位。肘关节不要过早活动，禁止做前臂的旋转活动，可适当做掌指关节的屈伸、握拳活动。

六、盖氏骨折

【疾病概述】

盖氏骨折亦称桡骨中下 1/3 骨折合并下尺桡关节脱位，临床多发于 20~40 岁的成年男子。直接暴力和间接暴力均可造成盖氏骨折，其骨折线多为短斜形或横形，移位特点为骨折近端向近侧及尺侧侧方或成角移位，尺骨小头相对向远侧脱位，骨折远端多向掌侧移位，尺骨小头向背侧脱位。直接暴力骨折较少见，骨折线多为横断或粉碎性。

【临床表现】

伤后前臂及腕部肿胀、疼痛、压痛、旋转活动受限，桡骨下 1/3 部向掌侧或背侧成角畸形，腕关节桡偏畸形，尺骨小头向尺背侧突起，可触及骨擦音。

【治疗手法】

患者取坐位，肩外展 60°~90°，前臂中立位。

首先，纠正重叠和下尺桡关节移位，即两助手分别握住患肢上臂和手部，拔伸牵引纠正重叠移位和上下错位（图 3-96）。整复尺骨头背侧移位时，医者向掌侧推挤尺骨小头，同时令远端的助手将前臂稍旋后；整复尺骨头掌侧移位时，医者推挤尺骨头向背侧，同时令远端的助手将前臂旋前，以助复位（图 3-97）。

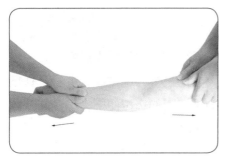

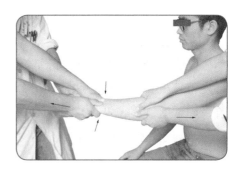

图 3-96 盖氏骨折治疗手法 1 　　　　图 3-97 盖氏骨折治疗手法 2

其次，稳定下尺桡关节，即医者先挤按尺桡关节，然后对尺桡骨远端做半环状包扎，并以绷带固定，之后嘱远端助手双手环抱腕部继续牵引（图3-98）。

最后，纠正远折段侧方及掌背侧移位，即医者以分骨挤捏法挤按骨折远段或近端，分别纠正远折段向尺侧或桡侧移位，并在此基础上，用提按手法纠正掌背侧移位。

【手法技巧】

X线片检查应包括腕关节，明确尺桡关节脱位，与单桡骨干骨折等相鉴别。手法复位必修纠正成角和旋转移位，以防发生前臂旋转功能障碍。

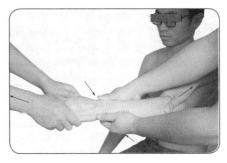

图3-98　盖氏骨折治疗手法2

【注意事项】

治疗盖氏骨折，要争取达到解剖复位或近于解剖复位，特别是成角和旋转移位必须矫正，以防发生前臂旋转功能障碍。新鲜盖氏骨折可先考虑手法整复小夹板固定，如复位效果欠佳或复位固定失败，应予切开复位固定。

七、跖骨骨折

【疾病概述】

跖骨骨折多因直接暴力挤压或重物砸伤等造成，扭转、牵拉等间接暴力亦可引起。骨折部位以基底部骨折最为多见。

【临床表现】

该病起病缓慢，无急性损伤史，伤后骨折局部疼痛逐渐加重且痛处可触摸到骨性包块、肿胀、压痛明显。若为单根跖骨骨折，患者仍可行走；若为多根跖骨骨折，则患者不能行走；若合并脱位，可见足部畸形；若伴有移位，可触及骨擦音。

【治疗手法】

患者取仰卧位，患膝稍屈，助手固定牵引小腿，医者一手拇指放于足心，余指放于足背，另一手牵引骨折对应足趾1~2分钟（图3-99）。牵引时先将骨折足趾与断骨纵轴呈20°~30°向足背牵引，当骨折重叠拉开对顶后，再向跖侧屈曲，同时将足心的手指由跖侧向背侧推挤骨折远端使之对位（图3-100）。然后，由背跖侧骨间隙夹挤分骨，矫正残余移位。

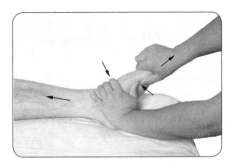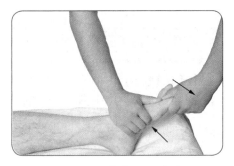

图 3-99　跖骨骨折治疗手法 1　　　　　图 3-100　跖骨骨折治疗手法 2

【手法技巧】

患者取仰卧位，患膝稍屈，可以使小腿肌群放松，减轻对骨折近端的牵拉。

【注意事项】

固定期间，足趾和踝关节尽早进行功能锻炼，2 周后扶双拐行走，但患足不着地。解除固定后，逐日下地行走，并做足底踩滚圆棍等活动，使关节面和足弓尽早恢复功能。X 线示骨性愈合后才可负重。

八、趾骨骨折

【疾病概述】

趾骨骨折多因重物砸击或奔走急迫踢撞硬物受伤，被砸击者多为粉碎性或纵裂骨折，踢碰所致者多为横形或斜形骨折。

【临床表现】

患者有明显的外伤史，伤后患趾疼痛剧烈、肿胀瘀斑、活动受限，可伴有趾甲下血肿、开放性骨折、趾甲脱落。严重者出现局部畸形、纵向冲击痛阳性，可扪及骨擦音。

【治疗手法】

无明显移位的远侧趾骨骨折，可用简单的手法复位并用胶布粘贴邻趾 4~6 周。患者仰卧，足部垫高，患趾以纱布保护，医者两手拇、食指分别握住骨折的远、近端，先拔伸牵引，再将骨折远端屈曲即可矫正向跖侧的成角畸形(图 3-101)。伤后若有皮损，应及时行清创术；甲下血肿严重者可放血。

【手法技巧】

患者取仰卧位，足部垫高。患趾以纱布保护，既可保护足趾，又能减少摩擦。

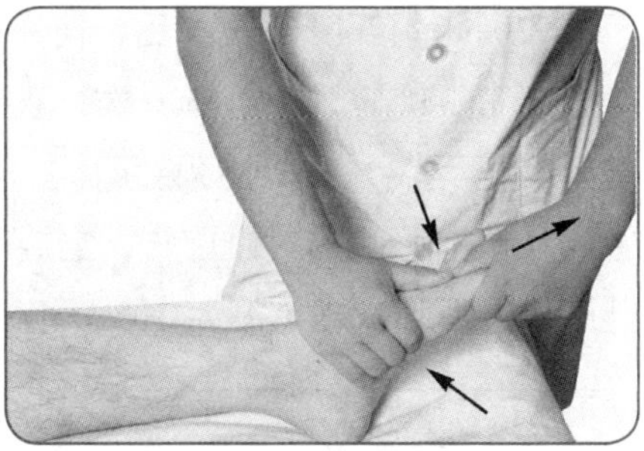

【注意事项】

图 3-101　趾骨骨折治疗手法

固定后应抬高患肢并进行足趾的屈伸活动，3~4 周后可拆除固定下地行走。若疼痛长时间未得到缓解，可用舒筋汤熏洗患足或涂抹通络止痛的药酒。

第三节　常见脱位疾病

一、寰枢关节半脱位

【疾病概述】

寰枢关节半脱位亦称寰枢椎错逢，是临床上儿童常见的一种疾病。本病主要是由头颈部外伤及炎症感染引起。中医古代文献中散见的既非骨折又非脱位、也非伤筋的"骨缝开错""骨缝参差"等记载，即指此症状。

【临床表现】

大多数患者有典型的外伤史或上呼吸道及头颈部感染史。外伤后颈项部疼痛、僵硬，头颈部活动受限，头向一侧倾斜、动则疼痛加剧，患者多呈强迫体位。自发性半脱位者有局部炎症或伴全身症状。颈项部肌肉紧张痉挛且有压痛点，压痛点多在枕骨粗隆下 1~2cm 处（即项韧带和寰枢关节处），并伴有棘突偏歪。

【治疗手法】

（1）可用轻柔的揉、按、拿、一指禅推法等手法在枕下、椎旁及肩背部治疗，使紧张痉挛的肌肉放松，减轻因肌张力增加而造成的对颈脊柱的牵张力（图 3-102）。

（2）待颈部肌肉放松后，可采用卧位旋转法，即患者取仰卧位，医者坐于患者头前方，令患者放松，双手分别置于其下颌及枕后部。牵引颈部，并轻轻摇晃5~6次，使颈部肌肉充分放松；在牵引力下，医者双手逐渐使患者头部向患侧的对侧旋转，当旋转至极限时，快速向脱位侧的对侧用力，此时可闻及弹响声（图3-103）。医者更换双手位置，再向对侧旋转一次。

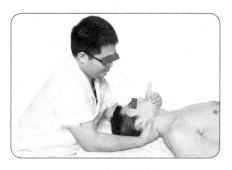 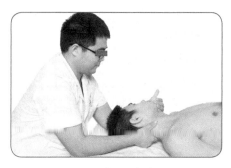

图 3-102　寰枢关节半脱位治疗手法 1　　　　图 3-103　寰枢关节半脱位治疗手法 2

（3）最后以散法和拿捏法放松肌肉组织结束治疗（图3-104）。

【手法技巧】

术前应参考 X 线平片或 CT、MRI 等检查，严格掌握手法治疗的适应证。本法在消除患者紧张情绪、肌肉充分放松的情况下，给予一定的牵引力才能进行。切忌生扳硬转，以免发生危险。

【注意事项】

保持良好的工作、生活习惯，避免长时间低头看书，睡枕不可过高。有上呼吸道和颈部炎症感染时，应及时治疗，以防诱发该病。

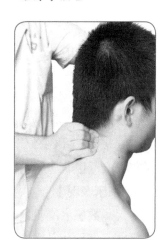

图 3-104　寰枢关节半脱位治疗手法 3

二、颈椎小关节半脱位

【疾病概述】

颈椎小关节半脱位，系指颈椎小关节在扭转外力作用下，发生微小移动，且不能自行复位而导致颈椎功能障碍者。颈椎的关节突较低，上关节突朝上偏于后方，下关节突朝下偏于前方。关节囊较松弛，可以滑动，横突之间往往缺乏横突韧带，因此，颈椎的稳定性较差。

【临床表现】

有外伤史或无明显外伤史。颈肩酸胀痛不适。有时颈部基本无不适，仅有因刺激交感神经纤维而产生的症状，如头痛或头晕，或眼胀、视力减退、耳鸣、听力下降、失眠、记忆力减退或心胸不适，有时心慌、血压异常等。颈部僵硬、活动不自如，颈部屈伸、左右侧弯、左右旋转的部分活动轻度受限有牵掣感。摸诊颈椎两侧小关节突，病变小关节处有隆凸、两侧明显不对称，关节突上的软组织手感增厚，并有明显触压痛感。

【治疗手法】

可用轻柔的㨰、按、拿、一指禅推法等手法在枕下、椎旁及肩背部治疗，使紧张痉挛的肌肉放松，减轻因肌张力增加而造成的对颈脊柱的牵张力（图 3-105）。

待颈部肌肉放松后，采用颈椎扳法，即患者取坐位，头部稍向前屈，医者一手用拇指推按患椎棘突旁，另一手用肘部托住患者下颌部，向前上方牵引，同时向患侧旋转头部，可闻及弹响（图 3-106）。

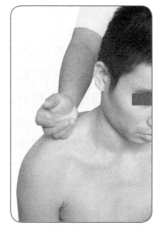

图 3-105　颈椎小关节脱位治疗手法 1　　图 3-106　颈椎小关节脱位治疗手法 2

【手法技巧】

术前应参考 X 线平片或 CT、MRI 等检查，严格掌握手法治疗的适应证。对于可行手法者，行扳法复位之前应充分放松颈肩部肌群，防止肌肉痉挛影响复位效果；行扳法时，动作要轻柔，用力要适当，以免加重疼痛和损伤。

【注意事项】

颈椎小关节错缝复位后，可用前高后低的环形围领进行固定，也可佩戴颈托固定。去掉外固定后，积极锻炼颈部的伸肌，使颈部保持在伸直位，睡眠时颈下或肩下垫枕头，使颈部处于轻度伸直位。

三、肩锁关节脱位

【疾病概述】

肩锁关节脱位多发于男性青壮年。直接暴力为其最常见的病因，即患者上肢处于内收位摔倒，肩外侧着地。肩锁关节脱位可根据损伤程度分为3型。

Ⅰ型：肩锁韧带扭伤，肩锁关节、喙锁韧带、三角肌、斜方肌未受损。

Ⅱ型：肩锁关节损伤，喙锁韧带扭伤，三角肌、斜方肌未受损，关节半脱位。

Ⅲ型：肩锁关节、喙锁韧带断裂，三角肌、斜方肌从锁骨上分离，关节完全脱位。

【临床表现】

伤后局部有不同程度的疼痛、肿胀及活动障碍，肩锁关节压痛尤为明显。半脱位患者锁骨远端不稳定，触压时有漂浮感，锁骨外端前后方活动度加大；全脱位者锁骨外侧端高于肩峰呈台阶状畸形，喙锁间隙有压痛，可扪及关节间隙增大，锁骨外端前后上下方活动度增大及弹跳感（琴键征），即在托住肘部的同时，用力向下按压锁骨外侧端可使之复位，放手后随即弹起。

【治疗手法】

患者取坐位，屈肘，医者一手握住患侧手腕将上臂沿肱骨纵轴上推，同时用拇指按压锁骨外端即可复位。复位后在锁骨外端前上方、肘下及腋窝处各放一棉垫，用宽胶布反复粘贴 2~3 层，然后用颈腕吊带悬吊患肢于胸前（图 3-107）。

【手法技巧】

肩锁关节脱位手法整复容易，但维持其对位困难，可采用胶布固

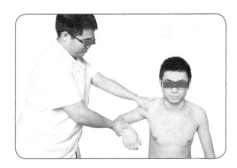

图 3-107　肩锁关节脱位治疗手法

定法，固定时，医者两手始终保持纵向挤压力，助手将胶布拉紧固定。另外，亦可用腰围及压迫带法固定，固定时间为 5~6 周。

【注意事项】

Ⅰ型损伤可用三角巾悬吊患肢 2~3 周即可开始活动肩关节，Ⅱ、Ⅲ型损伤手法整复容易，但整复后的维持相对困难。因此固定期间应经常检查其外固定的效果，如有松动要及时调整。固定期间还应注意动静结合，适当活动肘、腕、指关节。先做肩关节的前屈、后伸活动，逐渐做外旋、内旋、外展及上举等动作，活动范围由小到大，用力逐渐加强，切不可粗暴地被动手法活动。45 岁以上患者以手法治疗为首选。

四、胸锁关节脱位

【疾病概述】

胸锁关节脱位的常见原因不外直接暴力和间接暴力，以间接暴力为主。暴力一般从肩部侧方或外展的上臂沿锁骨向内传至胸锁关节，而将锁骨内端推向上方、前方或后方。胸锁关节脱位的方向取决于暴力的大小和受伤的姿势，按脱位方向可分为前脱位和后脱位两种。

【临床表现】

胸锁关节部位疼痛、肿胀，颈部向前和患侧屈曲，任何抬头和肩部活动可诱发疼痛，深呼吸、打喷嚏可使疼痛加剧，关节畸形，锁骨内侧端松弛，压痛（＋），前脱位时可见锁骨内侧端向前突出，并有异常活动。当锁骨头压迫气管和食管时，可产生窒息感和吞咽困难。若刺破肺尖可产生皮下气肿，触诊时胸锁关节部空虚。

【治疗手法】

轻度损伤，主要是对症处理。上肢做三角巾悬吊，最初 24~36 小时内局部用冰袋冷敷，之后热敷，4~5 天后逐渐进行功能锻炼，一般 10~14 天可完全恢复。

半脱位和前脱位均可采用闭合复位，外展牵引以手压迫锁骨近端，复位后用前"8"字石膏固定。

大部分后脱位可采用闭合复位。局部麻醉后令患者仰卧，将沙袋垫于两肩胛骨之间，患者上臂悬于床外，由助手向下牵拉，医者双手捏住锁骨，将锁骨的内侧端向上、前、外牵拉，关节复位时可听到响声，而且立即能触及锁骨内侧。复位后肩部做"8"字石膏绷带固定，6周后拆除。如手法复位不成功，可用毛巾钳夹住锁骨近端向前牵引复位（图3-108）。

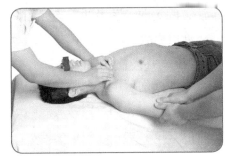

图 3-108　胸锁关节脱位治疗手法

【手法技巧】

有移位骨折的固定方法较多，可根据具体情况选择使用固定方法。

【注意事项】

胸锁关节脱位常见于车祸和重物直接打击。凡锁骨内端前方或肩部外伤而出现胸锁关节部位疼痛、肿胀、压痛者，应首先考虑胸锁关节脱位，拍摄 X 线片可确诊。固定后，如患者双手及前臂有麻木感、桡动脉搏动减弱或消失，表示有腋部神经、血管受压，应立即调整固定的松紧度，直至症状解除为止。睡眠时，取仰卧位，可在两肩胛骨之间纵向垫一软枕。

五、腰椎小关节半脱位

【疾病概述】

腰椎小关节半脱位系指腰椎关节突关节因外力作用发生微小错动，不能自行复位而引起疼痛和功能障碍等。腰椎间小关节属微动关节，其稳定性有赖于椎间盘、关节囊、棘间韧带、前后纵韧带及其周围肌肉的维持。腰椎的活动是以椎小关节为枢轴，肌肉为动力。由于腰椎负重量与活动量较大，当腰椎扭伤或劳损致脊柱不稳，均可发生腰椎小关节半脱位（错缝）。患者多因腰部在不正确姿势下负重或突然的闪、扭致伤，常被误诊为急性腰肌扭伤。

【临床表现】

腰痛，骶棘肌痉挛，腰椎小关节处深压痛。腰肌紧张痉挛，患椎棘突偏歪，棘旁压痛。严重的腰部活动明显受限。下肢无神经体征，直腿抬高试验阴性。X 线片可见小关节对称、关节间隙增大、重叠、退变增生等有脊柱侧弯、腰椎生理前凸消失等继发改变。CT 可见关节突增生、关节间隙增宽、对合不良、关节突关节退变、软骨下硬化、关节内碎骨、积液、积气等改变。

【治疗手法】

"对角反背"即背对背将患者背起，患处抵于医者的臀部，医者向前弯腰时，使患者双足离地，并左右摆动，再将臀部突然一顶，嵌顿绞锁即可解除（图 3-109）。另外，用侧卧位扳腰法或坐位腰部扳推法，亦可解除嵌顿和绞锁（图 3-110）。

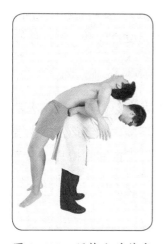

图 3-109　腰椎小关节半
脱位治疗手法 1

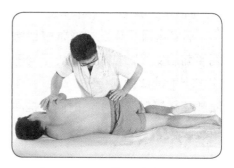

图 3-110　腰椎小关节半脱位
治疗手法 2

【手法技巧】

术前应充分放松腰部肌肉，缓解局部肌肉痉挛，此种方法适用于医者比较高大，患者比较瘦小者。反之，若医者背不动患者，则无法达到效果。

【注意事项】

治疗期间，患者宜卧硬板床休息，并注意腰部保暖。避免弯腰扛搬重物或从事重体力活动，避免突然转身及不恰当的腰部锻炼。

六、腰椎滑脱症

【疾病概述】

腰椎滑脱症属于中医学"腰痛""腰腿痛"范畴，正常人的腰椎排列整齐，如果由于先天或后天的原因腰椎间骨性连接异常而发生的上位椎体与下位椎体表面部分或全部脱位，即为腰椎滑脱症。发病年龄以 20~50 岁较多。好发于第 4 腰椎及第 5 腰椎椎体。当伴有椎间盘后突与椎管狭窄时则出现腰腿痛。

【临床表现】

慢性腰痛是腰椎滑脱症的主要症状，腰骶部及下肢的疼痛多为间歇性的钝痛，多因劳累而加重，休息后疼痛有所减轻。同时站立、弯腰时疼痛会加重，而卧床休息疼痛会减轻或消失。坐骨神经受累时腰椎滑脱累及第 5 腰椎或第 1 骶椎神经根受牵拉时，就会出现下肢的放射性疼痛及麻木等由于坐骨神经受累而出现的症状。腰椎滑脱症患者可能没有症状，常在体检拍片时无意中发现。

【治疗手法】

患者俯卧于床头，双下肢自然下垂，两足不着力自然置于地面。医者两手前后交叉，掌根分别位于向前滑脱之腰椎的上下椎体棘突点上，先缓慢将上下椎体纵向牵开，以紧张腰椎周围韧带，当上下椎间隙拉开，患者腰腿痛减轻时，手掌适时向下推冲腰椎棘突，以矫正滑脱椎体的前或后移位（图 3-111、图 3-112）。

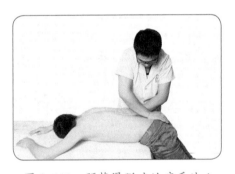 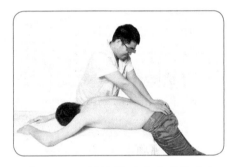

图 3-111　腰椎滑脱症治疗手法 1　　　图 3-112　腰椎滑脱症治疗手法 2

【手法技巧】

术前 X 线检查，根据椎体滑脱程度选择治疗方式。Ⅱ度以上不宜做推拿治疗。手法复位前应充分放松腰部肌肉，缓解局部肌肉痉挛，术后制动 20~30 分钟，防止再度滑脱。

【注意事项】

加强腰背肌锻炼，可加速新陈代谢，改善血液循环，增加腰肌的弹性及力量，对防治腰痛有着举足轻重的作用。腰椎滑脱症患者要避免劳累及负重，不要随便让人踩、扳，以免导致不良后果。对老年人，尤其是患有骨质疏松症的患者，动作应轻缓，千万不要用力过猛。同时，患有肿瘤、结核、脓肿以及较严重的脑、肝、肾、肺、心脏等方面疾病者禁用，妇女妊娠期以及月经期禁用。

七、肩关节脱位

【疾病概述】

肩关节脱位分为前脱位和后脱位，临床以前脱位多见，多发生于20~50岁的男性。该脱位多由间接暴力引起，患者于肩关节外展、外旋位跌倒，掌或肘部着地。其病理变化，主要为前方关节囊破裂和肱骨头脱出。早期可并发肩袖损伤、大结节撕脱性骨折或肱骨头和肩盂骨折。

【临床表现】

伤后患肢疼痛、肿胀，肩关节活动受限，不能做内收、内旋动作，出现弹性固定、方肩畸形及肩峰下关节盂空虚等。搭肩试验（Dugas 征）阳性。

【治疗手法】

最常用手牵足蹬法，即患者取仰卧位，医者立于患肢侧，将与患肢同侧的足抵于患者患侧腋窝内，同时双手握住患侧腕部，先沿畸形方向牵引，并将伤肩外旋，再逐渐内收内旋，复位时可闻及入臼声（图3–113）。

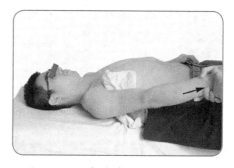

图 3–113　肩关节脱位治疗手法 1

肌肉发达者可用牵引回旋法，患者取坐位，患肘屈曲90°，医者一手握患腕，另一手握患侧肘部，先沿上臂畸形方向牵引，同时将上臂外旋至极限位，再内收上臂。使肘关节贴近胸壁并横过胸前至前正中线，此时内旋上臂使患掌搭于健侧肩上，即可复位（图3–114、图3–115）。

老年患者易骨质疏松，应选取拔伸托入法。患者取仰卧位，近端助手用布带固定患肢和躯干，远端助手握住伤肢肘部和腕部，将患肢向外下方做拔伸牵引。医者立于患肩侧，用两拇指压住患侧肩峰，余指置入腋下，向外上方勾托脱位的肱骨头，同时嘱远端助手将患肢在牵引下逐渐内收内旋，直至肱骨头有回纳感（图3-116）。

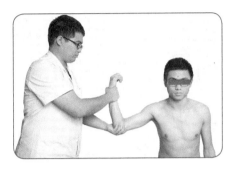

图3-114　肩关节脱位治疗手法2

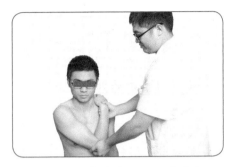

图3-115　肩关节脱位治疗手法3

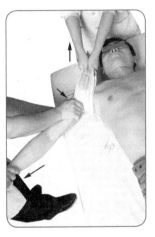

图3-116　肩关节脱位
治疗手法4

【手法技巧】

若肌肉紧张，不能放松，可行臂丛麻醉术，待肌肉松弛后再予以手法复位。复位后可予以检查：搭肩试验是否阴性；方肩畸形消失，即观察肩部外形是否丰满圆隆，双肩是否对称；患者腋下、喙突下、锁骨下是否已摸不到脱位的肱骨头；患肩能否被动活动；X线是否显示肩关节已经复位。

【注意事项】

在进行手法整复之前，首先要确认患者无明显骨质疏松，肩关节脱位仍有一定的活动度，关节内外无骨化，脱位不合并血管、神经损伤等。因早期肩关节脱位局部肿痛与肌肉痉挛较轻，便于操作，故应及早进行手法复位、固定治疗。操作时要根据患者的实际情况选用不同的复位手法，手法轻柔准确，切忌暴力。制动期间限制外展外旋，以利于损伤的软组织修复。脱位的关节固定不动或年老体弱者，禁用手法整复。

八、肘关节脱位

【疾病概述】

肘关节脱位在全身各大关节脱位的发病率中占首位，临床上多发于青壮年。肘关节脱位有前脱位和后脱位两类，以后脱位常见。常因患者跌倒时，手掌撑地，肘关节过伸造成。

【临床表现】

伤后肘关节疼痛、肿胀、活动障碍。肘关节脱位呈靴形畸形，患者常用健手托住伤肢前臂。肘部前后径增宽，上臂与前臂比例失常，肘后三角关系紊乱，鹰嘴突异常后凸，肘后上方空虚、凹陷等。

【治疗手法】

患者取仰卧位，近端助手握住上臂，远端助手握住患肢腕部进行牵引（图3-117）。医者双手拇指顶推肘后鹰嘴部，余指环扣肱骨下端，用端提手法的同时嘱远端助手逐渐屈曲肘关节，闻及弹响时提示复位成功（图3-118）。

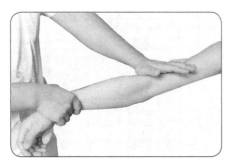

图3-117　肘关节脱位治疗手法1

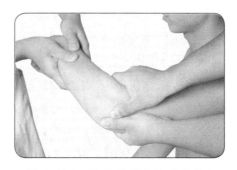

图3-118　肘关节脱位治疗手法2

【手法技巧】

X线片可明确脱位类型以及是否合并骨折。并发骨折者，应先整复脱位，然后处理骨折。麻醉的选择，原则上应使用复位手法在肌肉高度松弛及无疼痛感觉下进行，一般来说，脱位在24小时以内者，可不用麻醉整复，超过24小时，或者患者肌肉紧张，可选针麻或局部浸润麻醉。上肢肌肉力量较大可延长牵引时间再行手法复位。脱位复位后，一般采用"8"字固定。

【注意事项】

若复位困难或已脱位数日，3周以内者可先行臂丛麻醉，再进行手法复位。固定期间可做肩、腕及掌指等关节的活动，去除固定后，积极进行肘关节的主动活动，以屈肘为主。禁止肘关节进行粗暴的被动活动，以免增加新伤，加大血肿，产生骨化性肌炎。

九、掌指关节脱位

【疾病概述】

掌指关节脱位指第 1 节指骨基底部与掌骨头发生移位，以拇指掌指关节脱位最为常见。掌指关节脱位可分为背侧脱位和掌侧脱位，以背侧脱位多见。

【临床表现】

伤后手指疼痛、肿胀。拇指外形短缩、背伸，指间关节屈曲，拇指掌侧面隆起，可触及皮下掌骨头，伴弹性固定及掌指关节功能丧失。

【治疗手法】

将患肢腕关节及近节指间关节屈曲，以放松屈指肌腱。医者用拇、食指握住脱位指骨，顺畸形方向牵引，同时另一手握住腕关节做对抗牵引，再用拇指抵住患指近节指骨基底部，向掌骨头远侧及掌侧推压，使脱位的指骨基底部与掌骨头相对，然后向掌侧屈曲患指即可复位（图 3-119）。

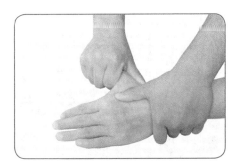

图 3-119　掌指关节脱位治疗手法

【手法技巧】

若患者疼痛导致肌肉紧张，可行局部麻醉缓解肌肉紧张，防止暴力造成二次伤害。

【注意事项】

若反复多次复位未能成功者，说明掌骨颈被卡住，应及时采用手术治疗。要重视早期功能锻炼，否则后期极易引起关节僵硬。

十、髋关节脱位

【疾病概述】

髋关节脱位的发病率位于人体大关节脱位发病率的第 3 位，多为强大暴力所致，常见于活动能力强的青壮年。髋关节脱位根据髂坐线的前、后或线上分为前脱位、后脱位和中心性脱位。后脱位多因撞车、塌方等严重暴力所致，髋关节为屈曲、内收、内旋位，此时股骨头部分已脱出髋臼后缘，并绷紧关节囊的后壁，同时股骨颈的内缘与髋臼的前缘形成杠杆的支点，其病理改变是关节囊破裂，股骨头脱至关节外的髂翼后或坐骨后；前脱位临床较少见，多为从高处坠落，中途大腿内侧被横杆阻挡或骑马跌落等，其病理改变是关节囊前壁破裂，股骨头脱至闭孔前方或耻骨上支；中心性脱位多由传导暴力所致，其病理改变是股骨头向中线移位，髋臼底粉碎性骨折，严重者股骨头和骨折片一起进入盆腔，或股骨头被骨折片嵌插。

【临床表现】

患者外伤严重，患髋疼痛严重，功能丧失。后脱位者患侧臀部膨隆肿胀，大粗隆上移，髋臼前方空虚，可在髂坐线上扪及股骨头。髋关节呈内旋内收畸形，粘膝征阳性；前脱位者可在闭孔或耻骨上支扪及股骨头，髋关节呈外展外旋畸形，粘膝征阴性；中心性脱位患者可伴有患侧下腹疼痛，且伴有大粗隆内移消失。做肛门指诊可扪及股骨头。

【治疗手法】

1. 髋关节后脱位

屈髋拔伸法：患者取仰卧位，然后用宽布带固定骨盆，令助手按压两侧髂嵴。医者面对患者，使患者屈髋屈膝90°，然后用一手的肘窝托住患肢腘窝部，另一手握住患肢踝部，沿股骨干纵轴拔伸，牵引的同时逐渐将患肢内旋，是股骨头撑开关节囊的破裂口，闻及弹响则提示髋关节复位，最后将患肢外展伸直（图 3-120）。

回旋法：又称问号法，患者取仰卧位，医者立于患侧，用一手的肘窝托住患肢腘窝部，另一手握住患肢踝部，使患肢屈髋屈膝90°（图 3-121），然后沿股骨纵轴牵引并内收内旋髋关节，当患肢膝部接近对侧髂前上棘和

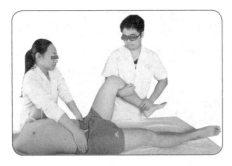

图 3-120　髋关节后脱位治疗手法 1

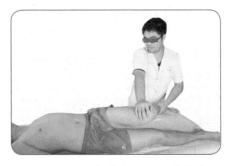

图 3-121　髋关节后脱位治疗手法 2

腹壁时，使髋关节外展外旋（图3-122），最后伸直下肢。

拔伸足蹬法：患者取仰卧位，医者两手握住患者踝部，用一足外缘蹬于患侧坐骨结节及腹股沟内侧，手拉足蹬的同时身体重心后移，使伤肢来回内外旋转，闻及弹响提示复位成功（图3-123）。

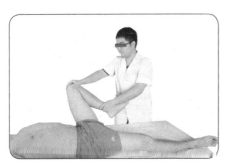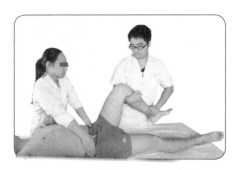

图 3-122　髋关节后脱位治疗手法 3　　　图 3-123　髋关节后脱位治疗手法 4

2. 髋关节前脱位

屈髋拔伸法准备工作同后脱位，远端助手双手握住患肢小腿上段，使膝关节屈曲90°，于外展外旋位牵引，并逐渐将髋关节屈曲至90°，然后医者环抱大腿根部向后外上方牵引，同时令远端助手将患肢内收内旋，闻及入臼声后，慢慢伸直大腿。

回旋法：步骤与关节后脱位相反，即先将髋关节外展外旋，再屈髋屈膝，内收内旋，最后伸直下肢。

侧牵复位法：患者取仰卧位，令助手用宽布绕过大腿根部内侧，向外上牵引，医者两手分别扶持膝、踝部，连续伸屈患侧髋关节，一旦髋关节出现松动感时，即可内收患肢，闻及弹响提示复位成功。

3. 髋关节中心性脱位

拔伸推拉法多用于轻症患者。患者取仰卧位，令近端助手握住腋窝，远端助手握住患肢踝部，两人做反向牵引，使足中立，髋关节外展30°，轻轻拔伸并旋转患肢。医者一手推顶髂骨，另一手抓住绕过患侧大腿根部的布带，向外牵拉股骨上端，通过比较两侧的大粗隆位置，来判断复位成功与否。

【手法技巧】

髋关节复位前首先要确定患者的身体素质，能否承受麻醉及复位的刺激；外伤脱位应在 3 个月以内，并未经反复整复；关节活动时，股骨头是否有活动者等影响因素。陈旧性脱位复位时医者顺其畸形姿势，做髋及膝关节的屈伸、内收、外展、内外旋等运动以松解粘连。操作要柔和，力量由轻到重。复位后检查双下肢是否等长，仰卧屈膝后双膝高度是否相等；臀部隆起是否消失；股骨头转子顶端是否位于髂前上棘与坐骨结节连线上；疼痛是否减轻，髋关节活动障碍及畸形是否消失。

【注意事项】

髋关节脱位手法复位后，若治疗及时，一般预后良好，但脱位不可避免地会发生关节囊撕裂和韧带断裂，有可能影响股骨头血供，所以固定期间可锻炼股四头肌及踝关节。

十一、膝关节脱位

【疾病概述】

膝关节脱位临床上不常见，只有在受到强大暴力作用的情况下才会发生，而且多以屈曲位受伤。膝关节脱位根据脱位后胫骨上端的移位方向分为前脱位、后脱位、侧方脱位及旋转脱位。

【临床表现】

伤后膝关节剧痛，压痛明显，功能丧失。前脱位者，膝关节微屈，髌骨前侧凹陷，出现横行皱襞，腘窝饱满，可触及股骨的髁部，于髌腱两侧可触及向前移位的胫骨平台，外观呈台阶状变形；后脱位者，膝关节前后径增大并处于过伸位，胫骨上端下陷，腘窝可触及胫骨平台后缘，于髌腱两侧可触及先前突起的股骨髁部；侧方脱位者于膝关节侧方可触及胫骨平台边缘；旋转脱位者膝关节出现明显畸形，患侧小腿呈内旋或外旋畸形，膝内侧关节间隙出现皮肤凹陷及褶皱，腘窝后可触及骨性突起。

【治疗手法】

1. 膝关节前脱位

患者取仰卧位，近端助手双手握住患侧大腿下方，远端助手握住踝部进行对抗牵引。医者一手托住股骨下端向前，一手推按胫骨上端向后，闻及弹响提示关节复位（图 3–124）。

2. 膝关节后脱位

患者取仰卧位，近端助手双手握住患侧大腿下方，远端助手握住踝部进行对抗牵引。医者一手托住胫骨上端向前，一手推按股骨下端向后，闻及弹响提示关节复位（图 3-125）。

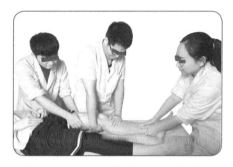

图 3-124 膝关节前脱位治疗手法

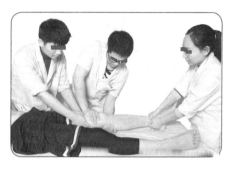

图 3-125 膝关节后脱位治疗手法

3. 膝关节侧方脱位

以外侧脱位为例，患者取仰卧位，近端助手双手握住患侧大腿下方，远端助手握住踝部进行对抗牵引。医者一手将股骨内侧髁向外侧牵拉，一手将胫骨外侧髁向内侧推挤，同时使膝关节呈外翻位，闻及弹响提示关节复位（图 3-126）。

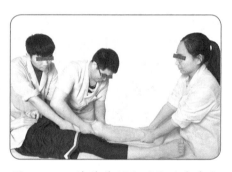

图 3-126 膝关节侧方脱位治疗手法

4. 膝关节旋转脱位

患者取仰卧位，近端助手双手握住患侧大腿下方，远端助手握住踝部进行对抗牵引。医者一手用手掌将胫骨上端向脱位反方向推挤，嘱助手将小腿向畸形反方向扭转，一手用力牵拉股骨髁部，闻及弹响提示关节复位。

【手法技巧】

整复宜在腰麻或硬膜外麻醉下进行，复位后应检查胫前、后动脉的搏动情况，肢端的皮肤颜色和温度等。

【注意事项】

整复前应完善临床查体、X 线和 MRI 等检查，防止漏诊膝部血管、神经损伤及并发的骨折、韧带和半月板损伤。整复宜在腰部麻醉或硬膜外麻醉下进行，复位后应检查胫前、后动脉的搏动情况，肢端的皮肤颜色和温度等。膝关节脱位因恢复时间较长，故易产生关节僵硬，因此早期应进行功能锻炼。

十二、髌骨脱位

【疾病概述】

髌骨脱位临床中较少见，可分为外伤性脱位和习惯性脱位。习惯性髌骨脱位手法复位虽易，但想要根治，应采取手术矫正，故在此处不予介绍。外伤性脱位多由直接暴力引起，膝屈曲位跌倒时，内侧着地，使髌骨向外翻转移位。

【临床表现】

外伤性髌骨脱位患者多有明显的外伤史，伤后患膝局部疼痛、肿胀、活动受限，并可见膝前平坦，髌骨向外倾斜，膝关节呈轻度屈曲位，不能伸直，膝关节内侧压痛明显。

【治疗手法】

患者取仰卧位，患肢髋、膝关节伸直旋中位。医者立于患侧，一手拇指按于髌骨外下方，余指托住膝后，另一手握住小腿下端，伸直膝关节，同时推髌骨向内前方，即可复位（图3-127）。

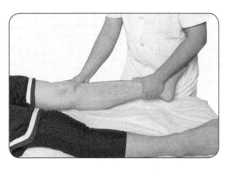

图 3-127 髌骨脱位治疗手法

【手法技巧】

若复位不成功，可能由髌骨与股骨外侧髁嵌顿造成，嘱两助手使膝关节屈曲，医者两手拇指向外侧推挤髌骨，加大外翻以解除嵌顿，后令助手将患肢伸直的同时医者向内推挤髌骨，即可复位。

【注意事项】

在保持外固定的基础上，固定期间即可活动膝关节，注意加强膝内侧肌肉、韧带的锻炼，以防复发。解除固定后，可配合中药熏洗、按摩，但要防止过早负重、用力伸膝或下蹲。